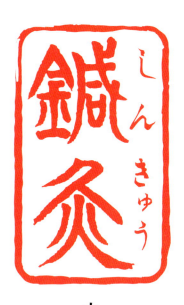

鍼灸(しんきゅう)

竹村文近 著

本当に学ぶと云うこと

# はじめに

「医者がやらないことをやれ」
　師である関卓郎先生の言葉だ。この言葉を実践してきた。45歳直前で亡くなった師より、私は20歳以上歳を取ってしまった。鍼灸は頭でなく、こころで打つものだ。「鍼灸師にとって一番大切なことは人間性である」と、師に教わったことにやっと行きついたような気がする。

　私は、鍼灸施術の書物から学んだことはほとんどない。

　主婦、サラリーマン、赤ちゃん、大企業のオーナー、写真家、政治家、画家、美容師、服飾デザイナー、俳優、作家、プロボクサー、芸人、花師、医師、編集者、音楽家、教育家、ギャンブラー、料理家、財界人、イラストレーター、鍼灸師……挙げたらキリがない。その方々の身体に触れ、自分の鍼灸が形づくられたことは、まぎれもない真実のことだ。この人達の身体こそ、自分にとっての『素問』『霊枢』なのかも。臨床こそが鍼灸の証明だ。

　師は「臨床をやっていたら、本を書く時間なんてないよ」と言っていた。私は、師がやらなかったことを、あえてしてみようと思った。「今、健在であったら、どのような鍼灸を打っていたのだろうか」ということを時おり想像しながら、書き進めていった。自分自身への鍼灸に対しての挑戦でもある。

　関先生から受け継いだこの鍼灸に、一人でも多くの鍼灸師に触れてもらいたい。抱えている病気を治すことも大切ではあるが、それ以前に、病気にならない身体をつくることを目指すのが大切だ。日常生活で、不調を訴えている人や健康でない人は、この鍼灸によっ

て体質を改善し、よりよい生活と仕事に意欲的になることが必要だ。それが、この鍼灸(はり)の目的だ。臨床家としてこの施術を身につけていれば、鍼灸のすべてと言っていいほどの事柄に対応でき、患者さんの身体を改善に導くことができることを確信している。

　第1部の「本当に学ぶと云うこと」では、臨床に向き合う人・鍼灸をこころざす人であるならば理解しておかなければならないことを、ほんの一部だがまとめてみた。治療の現場で患者さんを通して教わったこと、自分の仕事・生活のサイクルでもある旅で大自然に身を置き感じたことだ。
　第2部の「はり100本 臨床編」では、鍼灸施術をしていく際、技術のみならず、いかに患者さんに納得していただく施術をすべきか。40年間の臨床を通して手に収めた施法を、基本治療を軸に症例別に具体的に分かりやすく、修得してもらうべく示した。鍼灸には奥義も秘伝もないことを。
　第3部の「新・鍼灸(はり)を打つ人、打たれる人」では、患者さんの代表として実際に鍼灸を生活に組み込み仕事をしている人との談話を、自然体で載せた。
　人は生まれたとたん、生老病死苦の道を歩む。その生き方にかかわるのが鍼灸師であり、その仕事は無限大だ。鍼灸をこころざしたとたん、自分をさらけ出すのだ。新しい発見は常にある。鍼灸に限界なし。人の身体の年輪に鍼灸(はり)を刺し、鍼灸の年輪をもっともっと深く広げ、それを温かく育てていくのが、真の臨床家だ。

# 目次

はじめに ················································· 2

## 第1部　本当に学ぶと云うこと ················ 7

| 壱 | あなたがたは、本当に鍼灸師になりたいのですか？ ····· 8 |
| 弐 | あいさつ ················································· 12 |
| 参 | 身なりも治療の一つ ································· 16 |
| 四 | 掃除は鍼灸治療の原点だ ·························· 20 |
| 五 | お花は生き物です ···································· 24 |
| 六 | 鍼灸師のお昼ごはん ································ 28 |
| 七 | メモを取るな ·········································· 32 |
| 八 | 自分に限界をつくらない ·························· 36 |
| 九 | 互療 ······················································ 40 |
| 拾 | 鍼灸は雑学だ ·········································· 44 |
| 拾壱 | 合掌は治療家としての基本の動作 ············· 48 |
| 拾弐 | 身体に効く音階 ······································· 52 |
| 拾参 | 無音の空間に身をさらす ·························· 56 |
| 拾四 | まさに即興治療の実践だ ·························· 60 |
| 拾五 | 歩くことは呼吸すること ·························· 64 |
| 拾六 | 治療は時間をかければいいというわけではない ····· 70 |
| 拾七 | 他力本願にさせない ································ 74 |
| 拾八 | 気配を感じる ·········································· 78 |
| 拾九 | 開業は早ければ早いほどよい ··················· 82 |
| 弐拾 | 腰と鬱、夏の冷えに要注意 ······················· 86 |
| 弐拾壱 | 即興治療 ················································· 90 |
| 弐拾弐 | 初めの一歩を忘れない ····························· 94 |
| 弐拾参 | 科学的根拠がないのが鍼灸施術 ················· 98 |

## 第2部　はり100本 臨床編 · · · · · · · · · · · · · · · · · · · · · · · 103

1　身体を整えるための基本治療 · · · · · · · · · · · · · · · · · 109
2　肩の疾患に対する治療 · · · · · · · · · · · · · · · · · · · · · · 130
3　手・肘の疾患に対する治療 · · · · · · · · · · · · · · · · · · 137
4　膝関節周辺の疾患に対する治療 · · · · · · · · · · · · · · 145
5　足の疾患に対する治療 · · · · · · · · · · · · · · · · · · · · · · 149
6　頭部・顔面部に対する治療 · · · · · · · · · · · · · · · · · · 158
7　腰痛に対する治療 · · · · · · · · · · · · · · · · · · · · · · · · · 162
8　呼吸器系疾患に対する治療 · · · · · · · · · · · · · · · · · · 168
9　妊婦さんに対する治療 · · · · · · · · · · · · · · · · · · · · · · 177
10　不妊症に対する治療 · · · · · · · · · · · · · · · · · · · · · · · 187
11　傷跡・手術痕に対する治療 · · · · · · · · · · · · · · · · · 192
12　泌尿器系疾患に対する治療 · · · · · · · · · · · · · · · · · 201
13　腎疾患と糖尿病に対する治療 · · · · · · · · · · · · · · · 203
14　かき鍼を用いた治療 · · · · · · · · · · · · · · · · · · · · · · · 206
15　がん・再生不良性貧血に対する治療 · · · · · · · · · · 212

## 第3部　新・鍼灸を打つ人、打たれる人 · · · · · · · 219

山下洋輔×大友良英×竹村文近 · · · · · · · · · · · · · · · · 220
加賀まりこ×竹村文近 · · · · · · · · · · · · · · · · · · · · · · · · 232

おわりに · · · · · · · · · · · · · · · · · · · · · · · · · · · · · · · · · · · · · · · 240

# 第 1 部 本当に学ぶと云うこと

# 壱

# あなた方は、本当に鍼灸師になりたいのですか？

「あなた方は、本当に鍼灸師になりたいのですか？」
「患者さんが来なければ始まらないんだ」
「どんなにきれいごとを言っても食っていけなければ、どうにもならないのです」

　私の治療院に新しい生徒が入った日、最初にこの言葉をかける。私はあくまでも臨床家であり、教えるプロではない。鍼灸施術にはもろにその人間性が出る。上手い鍼灸、下手な鍼灸、上品な鍼灸、意地悪な鍼灸、愛嬌のある鍼灸。

　鍼灸臨床家は、人の身体を触って気の通る手をつくらなければならない。それは、患者さんに触れて緊張感を取り除く手、温かい手、患者さんの呼吸を感じられる手、患者さんの身体の組織と会話できる手だ。

　初めて鍼灸施術を受ける患者さんは、鍼灸に対して「怖い」というイメージを持ち、緊張感も抱いている。また、免許を取ったばかりの施術者は、鍼灸を打つことに憶する気持ちを持ってしまうこともままある。しかし、この怯む気持ちは必ず患者さんに伝わって、不安感を与えてしまう。施術者は、鍼灸を打つのが怖いという気後れする気持ちを克服していかなければならない。自信を持って施術するというこころを常に抱いていなければならない。そのためには、ひたすら練習・稽古を積み重ねていくしかない。そうして、自然と「手」ができていく。

　どのような患者さんが来られても、対応できる手を持っていなければならないのだ。施術法を身につけるばかりが、鍼灸の手をつくるということではない。技術的に施術方法がどんなに上手くても、見た目が鮮やかでも、手に「こころ」がなければ、人間の病んだ組織を癒せる温かくホッとするような手にはならない。

初めの一歩は、自己紹介で聞く。暗黙のコミュニケーションのなかに、生徒の人間模様がつかめる。緊張のなかに、ふてぶてしさがある者もいれば、しとやかさのある者もいる。さまざまだ。自己紹介は、生徒の鍼灸に対する、臨床家になるための覚悟、決意だと受け取っている。そして、仕事柄、その人の育ってきた過程が手に取るように分かる。

　鍼灸施術は絶対に、「技」になってはいけないのだ。気の通る手をつくるには、人に対しての思いやりのみならず、自分自身を大切にする思いやりのこころを学ぶことでもある。自分自身を本当の意味で思いやることができれば、人を思いやることができる。自他に対して投げやりな態度では駄目だ。治療家は絶不調のときでも、患者さんに向き合わなければならない。そのためには、自分のこころと身体をいたわり、休養のための自分自身の時間を持つことが大切だ。私は、自分に合った温泉に行き、その地のおいしいものを食し、入っちゃ寝、入っちゃ寝の時間を過ごすようにしている。時には近郊の山歩きをし、自然の中に身を置き、治療から外れ、自分をケアする時間を持つ。

　若者のなかには、自信家で自分本位の人間が多い。注意・指導されながらもそれに気づき、自分自身でその性格を壊し修正する覚悟がなければ、患者さんを理解し、また信頼される鍼灸師にはなれない。ここは学校ではない、道場である。状況判断を養い、気配を感じるように自分を躾けなければならない、と伝えている。学生時代でなければ、できないことが山ほどあるのだ。

　「俺たちは医者ができないことをやるのが務めだ」

　「マニュアルが存在しないところに鍼灸の存在がある」

　と私は自分の師・関卓郎先生からこう教わった。

鍼灸は雑学でもある。ありとあらゆるものに、触れ、見て、聞いて、嗅いで、その空気を味わって、一つでも多くの事柄に対して面倒くさがらず、前向きにしっかりと立ってもらいたい。臨床に対しての感性を限りなく磨くことだ。

　鍼灸をこころざす者たちに指導を始めて10年あまり、せめて25年前からやっておけば……と後悔している。関先生が他界されたのは45歳直前で、そのとき私は32歳だった。先生は数え切れないほどの生徒から慕われ、教え方も丁寧、常に臨床での実践を基盤として教えられていた。後進を育てることをもっと早く始めていれば、この鍼灸をより多くの人に味わってもらうこともできたはずだ。教えることに対して、漠然とした想いが沸き立つ。それでもコツコツと諦めずに続けている。まさに自分との闘いだ。

　「知識では人は治せない」ということをこの人たちに理解、確認してもらいたい。鍼灸は絶えず稽古、稽古、一生稽古なのだ。

　臨床は患者さんと臨床家との人間性の交換だ。私のもとに来ている生徒たちが人に信頼され、温かい臨床家に育ってくれなければ、私に鍼灸臨床家という道を歩ませてくれた関先生に合わせる顔がない。

# 弐 あいさつ

自分自身を躾けることは、治療家にとって重要なことだと思う。
　患者さんに向き合う際に心掛けていることがいくつかある。"あいさつ"は、大切なその一つである。
　私が開業したての頃、大手出版社のお偉方がみえていた。「新入社員にまず何を教えると思う？」と言って、「それもね、みんな一流大学を出た子たちなんだよ。『おはようございます』と言えるようにするんだよ。"あいさつ"ができない子が多くてね」ということをおっしゃった。私も生徒を指導することになって初めてそのことに気づいた。
　"あいさつ"の向き合い方には時代ごとに、段階がある。
　鍼灸師になろうと思った時代。
　鍼灸学校に入った時代。
　思い描いていた理想と違うと感じた時代。
　すばらしい「鍼灸」と出合った時代。
　挫折した時代。
　器となる治療院を開業した時代。
　初めて患者さんと直面した時代。
　その段階段階で、"あいさつ"する側の気持ちがあると思う。例えば、鍼灸学校に入った頃は、みな意気揚々、はつらつとしている。先生や先輩に対して敬意のあるあいさつが自然と出てくる。しかし、夏休みに入る頃から変化してくる。当然好き嫌いの相性、慣れが出てきて、友達同士や上下関係でも発せられるあいさつのトーンが次第にダウンしてくるのが、はっきり分かる。
　こうした"あいさつ"する側の気持ちの変化を自ら理解できるようになるのは、やはり自分の治療院を開設してからだろう。なぜならば、対人間つまり患者さんに対して、ごく自然に出る気遣いがある

あいさつができなければ、患者さんの通院は持続しないからだ。こうした自己観察・自己反省を経て、患者さんに対しての"あいさつ"が自然にできるようになる。

患者さんは、そう来るものではない。来ていただいたことへの感謝、刺させていただいてありがとうという気持ちは常に持たなければならない。ただし、それを言葉に出してはならない。患者さんに直接、そして安易に「ありがとうございました」と口が裂けても言うべきではない、と私は思う。

自分の仕事が飲食店じゃなくてよかった。相性の悪い相手にも食事を提供して、「ありがとうございました」と言わなければならないからだ。非常に不本意だ。

しかし、鍼灸治療院は、嫌な患者さんを断ることができる。だからこそ、個人治療院を持ったのだ。自分が嫌だと思いながら施術して、代金はいただけない。失礼だ。

「ありがとうございます」とこちらから言うのではなく、言われるような治療をするべきだ。

患者さんによっては「ここは触らないでください」と言うわがままな人もいるだろう。しかし、患者さんへの"媚び"や"言いなり"では真の治療はできない。私は、そういう人に対しては「できません。お帰りください」と言う。私はベッドに上がった患者さんには「刺させていただきます」の気持ちで全力を尽くす。信頼関係を築くことも治療の一環なのだ。治療させていただける感謝を自分の身体で、自分の治療で表現すること、感謝の"念"が必要だ。

素直なこころで気持ちのこもった、自然と気持ちが通じるようなまっすぐな"あいさつ"が自然とできるように自分を躾ける。自分自身を躾けることが、自分の治療の軸を持つことにつながり、なおか

つ、それを理解していただくことが患者さんを躾けることにつながる。傲慢に感じるかもしれないが、自分はそのようにやってきた。だからこそ、自信を持って患者さんに納得してもらえるよい治療をすることができるのだ。

　私の治療院では、「いらっしゃいませ」「ありがとうございました」は口が裂けても言わせない。

　臨床とは、患者さんに対しての責任を持つことである。すなわち、そのような言葉は出るはずがない。「おはようございます」「こんにちは」「お大事にどうぞ」「お気をつけてお帰りください」、これらの言葉を、自分本位ではなく、相手本位で自然に発せられるように、徹底的に"躾ける"ことが大切なことだと教えている。

　鍼灸師とは、人に向き合う仕事である。自分を躾けるために、自分の生き方を真っ向から変えようとし、時にはこころが折れることがあるかもしれない。

　しかし、"あいさつ"ははりや艾と同じ大切な治療道具でもあり、治療家としての自身の品格を形成していく大切な言葉でもあるのだ。

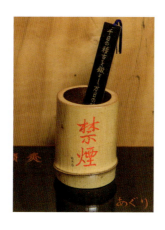

# 参 身なりも治療の一つ

「治療するときには、絶対にジーパンを履かないこと」

鍼灸学校に入って一年目、初めてのあん摩の授業でその先生が言われた言葉だ。今でもハッキリ覚えている。

私も生徒たちに指導する立場となり、身なりのことはきめ細かく注意を促す。また「最近の若者たちは……」になってしまうが、身なりに無頓着な者が多い。

それぞれの場に合った仕事着というものがある。本来、ジーパンなるものは、身体を動かす仕事のための労働着で、汚れても平気な丈夫で耐久性のあるズボンであった。それに対して、治療でのジーパンは適切でないと私も考えている。ジーパンそのものがいけないと言っているのではない。私もジーパンは大好きで、普段よく履いている。しかし、治療のときは、必ず動きやすく清潔感のあるものを着用する。

身なりは、時と場合によって変えなければいけない。

人間に対しての服装。

自然に対しての服装。

加工品に対しての服装。

治療施術に対しての服装もあるはずだ。その場に応じて気配りをするべきだ。

以前、あん摩マッサージ指圧の実技を教えていたところ、ある生徒がモデルになると言って、ベッドにいきなり上ろうとした。そのとき、私はとっさにどなりつけた。その子は、ジーパンでベッドの上に上ろうとしたのだ。それも、ズタズタになった地面を引きずっているジーパンで、明らかに外の汚れもついているようである。治療、臨床というものに対しての感性が全くない、と怒った。

20年ほど前から、カトマンズでネパール人の若者たちにあん摩マッ

参　身なりも治療の一つ

サージ指圧を教えていた。私の教えていたネパール人の生徒も開業した。あん摩がとても流行って、どういう状況で治療をしているのか参観に行ったところ、3人の女子がピチピチのジーパンを身につけていた。それを見て私は、「施術者としてそぐわない」と厳重に注意した。

　私が教えた日本のあん摩マッサージ指圧は、途上国でもその本分を尽くしてもらいたいからだ。注意を促したため、それから彼女たちは、白衣にパンジャビなどの民族衣装やポロシャツと綿パンを身につけ、爽やかに施術していた。

　開業前にどんどん訪問治療をすることは、とても大切なことだ。だからこそ、自分の身なりには気をつけなければいけない。時には「着替えさせていただきます」と告げてから始めるべきだ。

　袖口や襟首の汚れやシミには、気をつけなければならない。また、体質だからある程度は仕方がないが、自分自身の体臭や口臭にも気を配る。汗かきであれば、季節に合わせて着替えを用意することが必要である。

　これも昔の話だが、ある病院からフランス人の若いお医者さんを預かった。東洋医学に興味があり、あん摩マッサージ指圧を教えた。真面目で、背も高く、今でいうイケメンだったが、体臭がきつかった。彼のために何枚もTシャツを準備して、何回も着替えさせた。夏場は、治療院で私自身もシャワーを一日に何度か浴びて、頻繁に着替えている。

　清潔感がなく、身なりにも無頓着な人間は、生活もだらしなく、施術体制にもボロが出る。治療には必ず人間性が出てしまうのだ。臨床、施術は「まぁ、いいか」では済まされない。

　鼻をかんだり、トイレ、患者さんの足に触れた後は、必ず患者さ

んに分かるように手を洗うなり、消毒をする。一番大切なことは、患者さんに対しての気遣いである。治療に合う仕事着としての清潔感が大切であり、好感度を与えるのも治療の一つ、身なりは患者さんに対しての大切な礼儀でもあるのだ。鍼灸施術を軸として技術的なものも含め、臨床に際してありとあらゆる振る舞い、作法を身につけるべきだ。

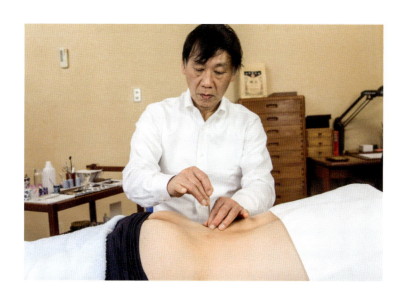

参　身なりも治療の一つ

# 四 掃除は鍼灸治療の原点だ

「私は掃除に対しての優先順位が低い。掃除は誰かにやらせておけばよい」

ある養成施設の先生が言った言葉だ。正直とても愚かな人間だと思った。

治療院の一日は掃除から始まり、掃除で終わる。そして、週一回の大掃除があり、年2～3回の大々掃除もある。生徒たちは技術的なことばかりを学びたがるが、私は掃除の大切さを初めに教え込む。40年近く治療院をきれいにしてきた卓越した掃除人に、掃除のあり方の指導を受けることが初めの一歩だ。治療の場を整えるために。

患者さんが玄関に入ったとたん、清潔で和み癒されるよい気が流れる空間を自然につくるのが大切だ。鍼灸治療をこころざす者がやる掃除とそうでない人の掃除は違う。家庭のやり方を持ち込まないことだ。治療院は埃の汚れのほかに、艾のヤニに対しての掃除もあり、家庭の仕方とはまるで違う。治療院の家具や器具などを掃除機と布巾で仕上げる。乾燥している冬場は埃が溜まりやすいので、こまめに床用ワイパーをかける。また、絶対に外のゴミを治療院内に持ち込まないこと、玄関前やトイレは患者さん一人ひとりのために常に清潔にしておくこと、などを注意している。形あるものは壊れるが、真剣に掃除に取り組むために、物を丁寧に扱い、不注意、不用意に壊さないように努めさせる。

タオルとさらしの洗濯とアイロンがけも治療と同じくらい大切だ。きちんと畳んであるタオル、アイロンがピシッとかかったさらしを見ることで患者さんも安心するようだ。全員が同じ方法でできるように練習する。

当たり前のことだが、患者さん一人ひとりタオルを換えているので、洗濯機と乾燥機は常に回っている。そして、ペーパータオルな

どの使い捨てのものは使わない。ブランドタオルなど超高級品を使う必要はない。清潔なタオルとさらしは、患者さんに対しての大切な礼儀だと思う。

私が東北の被災地で治療院のタオルを使い、普通に施術していたところ、おばあちゃんから、「こんなにきれいなフカフカした気持ちよいタオルを使ってもらって、本当にありがたいです……」という言葉もいただいた。タオル一枚が人のこころに温かさを与えるのだ。

季節によって院内の湿度と温度と換気の調整に気を配ることは、掃除と同じくらい大切だ。空気を心地よく保つために、治療時間の一時間前にはセットしておく。患者さんが服を脱ぎ、ごく自然に治療体勢に入れるよう暑すぎず寒すぎず、ちょうどよい温度に整えておく。掃除をしっかりしてあれば、室内の設定してある温度や湿度は心地よく保たれるのだ。常に患者さんの立場に立った配慮をする。

治療院を開業する際には、必ず換気扇、空気清浄機、加湿器、除湿器をそろえ、可能であれば、乾燥防止にエアコンのみでなくガスヒーターも使用する。

できる限り施術の場を清潔にすることで、患者さんの身体にとってもゆとりのある気の流れを生じさせる。そして、時間厳守のしっかりした気持ちで、清潔に整った場に治療を受けに行くということだけで、患者さん自身が自分の生活を見つめ直し、生活をリセットするきっかけになる。患者さんが自宅を出て治療院に向かうときから、治療は始まっている。患者さんは、そういう気構えを持って来院されるのである。

このような患者さんがいる。月に何度か栃木から来院されるおばあちゃんがいた。東京に大雪が降った。東京は雪に弱い。雪が降った日は、いつもより２時間以上前に治療院に出向き、雪かきをする。

そして、その日の患者さんを確認し、何人かの人には連絡をして、念のため予約を変更してもらう。栃木のおばあちゃんも、そのなかの一人だった。

　電話をかけたところ、お嫁さんが出られ、「母は一時間前に家を出ました」と言う。私は、途中で転んでしまったり何かあっては大変だという思いで電話したのだが、おばあちゃんが治療に向かう気構えは、私の心配をはるかに上回っていた。今でも雪が降るたびに、あのときのおばあちゃんの気構えに圧倒され、治療に対する気持ちが引き締められる。

　患者さんは、身体のつらさや生活の葛藤、さまざまな想いを抱えて真剣に通院される。治療家はそれを理解し、その想いに応えなければならない。

　治療院の玄関を開けた瞬間に、患者さん自ら心身ともに浄化させる場をつくることが大切である。掃除は患者さんを迎える環境を整え、とりもなおさず身体を整える治療の原点となるのだ。

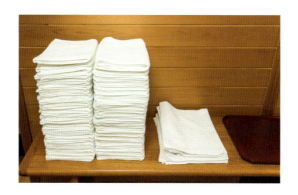

# 五 お花は生き物です

治療院を整えることに目覚めたのは、患者さんである著名な花師の方に、旅で手に入れた器をお貸ししたことからだ。なんとしばらくして、その器に生けたお花の作品が、ある美術雑誌に載っていた。びっくりした。お花には流儀があるようだが、その方に「好きなように生ければいいのよ」と言われ、今でもそれを通している。感覚的なものの大切さをその方から教わった。

　治療院でのお花は欠かせない。定休日の月曜日の午後にお花屋さんに行き、自分で選んで生ける。

　最近、お花屋さんには一年中、いろいろなお花が置いてある。春先になり、沈丁花の匂いが確認できると、私の花粉症がおさまる時期だ。この頃から、自宅の庭にいろいろなお花が咲き始める。白と紫の木蓮が咲き、卯の花、アブチロン、ジャスミンが次々顔を出す。ピンク、赤、黄色そして白い牡丹が咲いて終わる。庭の小手毬は、プリンプリンしていてなかなか散らない。初夏になると、ガクアジサイが始まる。「季」の移り変わりの「気」を深く読み取らせてくれる。バラ一つにしても、お花屋さんで得たものと比べると、自宅で咲くお花は、香りが際立っている。珍しいお花も目にすることができる。庭のお花が終わると、またお花屋さんに通いだす。

　玄関、待合室、トイレなどに備えるのに、どの器にどのお花が合うか、またどのお花にどの器が合うか、いつも両面から模索する。しかし、直感で生けたときが一番決まっているような気がする。お花に触りながら、四診を働かせる。生き物であるお花に触れていると陰陽五行の新たな発見と、治療にもつながる。お花、植物にもツボがあり、経絡もあるのかもしれない。

　生け方がまずいと、早く枯れてしまう。水を変えるなり、葉を切るなり、世話をしてあげることだ。楽しむことが大切だ。お花を目

にすると自然と手が動き、知らないうちに生けられている。自然体で邪心なく生けることができたときに、ある生け花の大家から「とても味のある生け方だ」と褒められて、「お花相手に四診を働かせれば、味のある感性を持った人間になれるかも」と私は有頂天になった。

　自分は、自分の気に入った器に一種類のお花しか生けない。お花を生ける器は、旅で手に入れたものだ。高い安いは関係ない。ガラス、陶磁器、鉄器など素材もさまざまだ。花器用でないものにもお花を入れる。例えば、モロッコのカスバ街道の民家で見つけたオリーブオイルを入れる器やチベットの「チャン」というドブロクを保存する器。そして、赤ちゃんの風呂桶くらいあるメキシコの純銀製の大きな器には、水を目いっぱい張って、花びらを浮かす。それを見た人は、あまりにもびっくりして、元気になる。器に生けたお花が院内に流れている音楽の音階と調和すると、清浄な気が生まれ、動き出すのは確かだ。

　感覚的な勉強は、デパートに行くとよい。食料品にせよ、催し物にせよ、見て、触れて、またそこに来ている人々も観ることができる。そして、自分が本当にほしいと思ったら、少々無理してでも手に入れることを勧める。そして、実際にそれを使うのだ。自分自身に潜んでいた、新たな温かい感性が引き出されるのでは。

　植物は、自然の気を発している。人の細胞が生きているように、植物の細胞も生きていて、手入れ次第でよい気を発する。お花は生き物である。お花に触れるということは、四診を通じて見た目の美しさ、香りのみならず、お花のシルエットが持つ柔らかく温かい滑稽さなどを、もろに感じることができる。「花より団子」の感覚から感性の華美を養うモードに変化する。患者さんの意識がお花に向く

ようになると、身体が変わってきた印だ。

　置物一つ、器一つ、とりわけお花一輪で爽やかな環境がつくられ、よい空気を生む。患者さんを迎え入れる治療院には、清潔さとともに大切な備えだ。

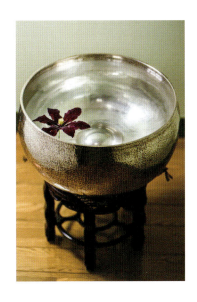

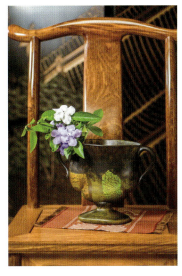

# 六 鍼灸師のお昼ごはん

10代後半までの食生活は、きちんとしていたと記憶している。母親がしっかりとつくってくれていたからだ。学生の頃から運動を激しくやっていたので、学校にはお弁当の他におにぎりも持参した。それも昼前には、食し終えていた。好き嫌いも多かったようだ。鍼灸師になってからも40代後半まで大食漢であった。お寿司屋さんに行けば、少なくとも80貫は毎回食べていた。

　開業した当時はそれほど忙しくないし、お昼のお弁当を楽しむ時間もあった。1980年の夏からあるきっかけで多くの患者さんが来院されるようになって、お昼もとれなくなった。余談になるが、当時のお弁当の量も普通より相当多かったみたいだ。時折、お弁当をいただくことがあったので、夜まで働く編集関係の患者さんに自分のお弁当を差し上げた。次にみえたとき、その方が「先生、あれ一人で召し上がるんですか……」と言われた。3人で食べたそうだ。

　その頃から、お昼をしっかりとると背中が詰まって治療するのに差し支えるようになってしまった。師である関先生の「昼は本当に軽くしか食べないんだよ。背中が詰まって治療しにくくなるんだよ……」という言葉を思い出した。それから母に頼んで、おかずなしでごはん少なめの"日の丸弁当"と、大盛りサラダのみにした。時折、これすら食べられずにいると、夕方になると足の踏ん張りがきかなくなってきた。今考えると、それは鍼灸施術の体勢が自分自身未熟で慣れていないので、力任せにやっていたような気がする。

　ある時期からおにぎりとサラダのみにした。「野菜は毎日必ず食べるように」と母に言われていた。自身も小さい頃からどんな野菜も大好物であった。

　母が他界してからも、おにぎりとサラダは姉がつくってくれていた。今では、おにぎりだけ持参して、サラダは生徒たちがつくって

いる。4～5分空いたときにおにぎりをかじり、腰の灸頭鍼のときにはサラダをかっ込んでいた。不謹慎なことだが。

　生徒が来るようになってから、「お昼のとり方だけは、自分の真似をしないように」と告げている。お昼休みは、交通機関が空いているため患者さんが来やすいので、必ず入れていた。今でもそれが続いている。

　ちなみに、おにぎりの中身は梅干しと、昆布、ときどきシャケと明太。サラダは、キャベツ・レタス・セロリ・パプリカ・キュウリ・トマト。それに少量のハム。これらをどんぶりに盛る。また、お米は国産の十八穀米を混ぜ込んで炊いている。人に差し上げたところ、大好評であった。

　臨床に携わっている仕事の毎日のなかで、必ず一日一回これだけの野菜を食しているので、今でも健康元気でいられるのかも。

　食生活においては、人それぞれそれなりの主張があると思う。私は夜8時以降は一切飲食しなかった時期もある。時には断食も何度もしたことがあり、つい数カ月前も行った。期間は、11日間か6日間である。水のみで、他のものは一切口にしない。やり始めはイライラするが、それを過ぎると平常心を維持でき、そのまま普通に施術する。断食は、食べ始めが大切で、ガツガツと食べては逆効果だ。私は温めたトマトジュースにパンの耳をひたして食べ始める。それは以前、ヒマラヤでひどい高山病にかかったとき、頭痛・高熱・食欲なしの断食状態で何日も食せず、初めて口に入れたものがそれだったからだ。そのときの水分たっぷりのパンのひとかけらが、咀嚼することなしに流れるように喉に入り、食道を通過して胃袋に収まったときの、なんとも言えぬ安堵感と美味がいまだに忘れられない。

　空腹状態で宿便が出ると、内臓の存在感と働きが鮮明につかめる

のみならず、脳内が冴え、五感（視・聴・嗅・味・触）も研ぎ澄まされる。

　鍼灸学校時代、打鍼術である夢分流の、堅物の高名な先生が、いきなり食の話をなされ、「嫌いなものを食すと薬になるのだよ」と言われた。ニンジンが嫌いな子どもに、トマトが苦手な人に、いかにそれを食べさすかということだ。自分も小さい頃から苦手なものが多かった。しかし、本格的に運動に取り組んだり、栄養のことを考えているうちに、なんでも食べられるようになった。実行すると結構なんでもできることを悟った。患者さんにも苦手なものを食べなさい、苦手なことをしなさいと、今では強く告げている。

　機会があれば、高価でおいしいものは、進んで食すべきだ。「腹がいっぱいになれば、味なんかどうでもいい」という食生活は、よくない。おいしいものを食べると、感性がよくなることは確かだ。

　また私は、サプリメント主義ではない。栄養は、現物の食材そのものからとるべきだ。でないと、治療家としての五味・五香という感覚を養えない。

　治療家にとっての食生活は、患者さんと向き合うことにあたって、とても大切な基本的な事柄なのだ。

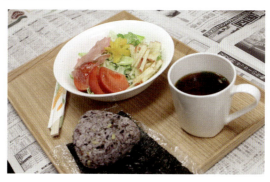

六　鍼灸師のお昼ごはん

# 七 メモを取るな

この仕事は頭で覚えるより、手で覚えなければならないことがたくさんある。
　要するに、身につけるということは考えてばかりいても、駄目なときが多くあるということだ。
　患者さんに触れて脉を観て、自然に手が動くようでなければならない。考えていると、患者さんを不安にさせる。
　自分の治療院の勉強会で生徒たちに教え始めて12年が経つが、その間に気づいたことは、今の生徒たちは教えることに関してすぐにメモを取ろうとする。それが当たり前のことなのか、間違ったことなのか当初分からなかったが、ともかくメモを取るのを止めさせた。メモを取るという行為はその動作で頭が半分になってしまう。というのも、メモに頼り、教える者と教わる者との五感の交流が薄れてしまう。大げさに言えば、その場の空気の緊張感がなくなってしまう。私は、忘れてもいいから、見たもの触れたものを極力目に焼きつけ、身体で感じることが大事だと思う。しっかりとその場の光景を視覚から意識に留め、自分なりに把握しないと身につけることはできない。直接の施術において、例えばその部分の取穴、刺鍼、施灸、あるいは揉みの方法などは、メモを取らせても各々が違う解釈を記すこともあり、感覚でとらえるべきことが、散漫になり、身につけるべきものがおろそかになってしまう。その場で見たものをそのまま素直に覚えようとする訓練も必要、かつ目に焼きつけた記憶を大切に育てることだ。
　自分の治療院では、現在も教えていることについて一切メモを取らせていない。見て、聞いて、感じて、身につけろ、と指導している。記録に頼ると記憶に残らないことがある。定義や理論など活字で補えるところはそれでよいが、身につけ、感じることは、メモを

七　メモを取るな

取る行為で気持ちが散漫になってしまい、時には集中することさえできなくなる。身につけ、感じ取ることもできなくなってしまう。

　私はつい最近、ある学校の課外授業を持ち、生徒たちに直接触れたが、自分の思いとは別にちぐはぐなことが多すぎた。つくづく私は、ものを教えるプロではないと考え込んでしまった。何人かの生徒はデジカメやレコーダーなどを当たり前のように携帯し、メモを取ることに必死になり過ぎている。人の身体に直接触れる、鍼灸あん摩マッサージ指圧を学ぶということを芯から理解しておらず、その心構えができていないと感じた。

　また何を勘違いしているのか、実技の授業で人には刺すけれど、自分自身刺されるのも触れられるのも、熱いのも嫌という生徒がいる。それでは「我が身をつねって人の痛さを知れ」どころではない。低レベルの輩だ。そのような者が鍼灸師になろうとしている現状を鑑み、困ったものだと、とてつもなく情けなくなった。

　メモを必死に取っている生徒のなかからモデルを選び、冷え症対策で足にパッチ鍼を貼ろうとしたら、即「痛いのは嫌です」という言葉が返ってきた。私は唖然として「出ていきなさい」と言ってしまった。

　何度も言う通り、我々の仕事には、望、聞、問、切の四診がある。それはメモに頼らず学んだことの記憶を軸に、ただひたすらに訓練と稽古をし続けることでその技術と感性を身につけることができる。私は鍼灸をこころざす人たちを、人間性の交流によって身につけた判断力でとにもかくにもしっかりと揉めて、しっかりと鍼灸を刺せ、向かい合った人にしっかりと触れることのできる鍼灸師に育ってもらいたい。鍼灸師の手は、温かいこころでもあり、脳でもなければならないのだ。

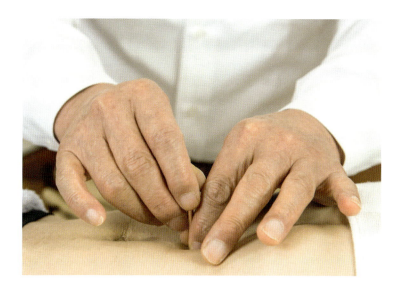

# 八 自分に限界をつくらない

和食処のご主人から、興味深い話をよく聞く。味覚の大切さ、物をつくること整えること、人の見極めなど、学ぶべきことがいっぱいある。主の渋い品格のなかに、厳しさと優しさがもろに感じさせられ、食を通じて人を説得させる力には感服する。

　格式高いお店で、大手企業や美術・服飾関係、政界、ジャンルを問わずさまざまな方々に利用され、お茶事にも使われる。そのお店では、季節になると200〜300個の仕出し弁当をよく受ける。私も食べたことがあるが、とてもおいしい。今では普通に受けているが、以前ご主人が500個の弁当の注文を受けたところ、若い従業員が「そんな大量は無理ですよ！」と言ったそうだ。そのときご主人が、「最近の若い者はすぐ自分に限界をつくって、やってみようとしない。やる努力をしないのだ」と嘆いていた。

　いろいろな物事に挑戦することは、的確な決断力や判断力を身につけることでもあり、臨床家にとって、とても必要なことである。自分の身体の健康維持のため、禁酒、禁煙、ダイエットも、すべてその人その人の質のよい生き方を得るための挑戦なのだ。

　20年くらい前から、よくヒマラヤへ出向いていた。ひどい高山病も経験した。それでもヒマラヤを歩きたかった。高所を歩くと自分の身体が調整されるからだ。酸素を吸わされて歩くことが嫌だったので、東京にいるときも歩くことに常に挑戦し続けてきた。今では酸素ボンベなしでオーバー5000mの峠をいつでも歩きこなせる。高い山を登るには、登る勇気もいるが、登らない勇気も必要だ。それは、人間は自然相手には到底歯が立たないからだ。天候や状況を見て判断をしないと命さえ落とすこともある。今まで見えなかったものが見えるようになってきた。自分にとって、歩くことは呼吸することだ。歩く挑戦は鍼灸治療への挑戦だ。

ものを学ぶ者は、「こうありたい」という欲をもっと強く持つべきだと私は思う。自分は、学生の頃一分間に何回片手挿管ではりを刺入できるか、鍼管を使わずに身体のどこへでも毫鍼をいかに痛くないように刺せるか、などと常に何かに刺していた。一番往生したのは、英和辞典に刺すことであった。初めは、まるっきり歯が立たなかったが、それでも諦めずにやっているうちに、細い金鍼も刺すことができた。自分は艾のひねり方が苦手であったので、温度調節が可能なさまざまなひねり方を自分なりに工夫した。治療には制限時間があるからだ。毎朝便座に腰掛けている間に、糸状灸、半米粒大、米粒大の灸をそれぞれいくつつくることができるか、タイル相手にチャレンジしていたものだ。あん摩の先生から毎日軽擦3000回をやりなさいと言われたときは、とてもひるんだがそれでも毎日こなした。それは、手に「目」をつけるための挑戦であった。駄目だと分かっていても、黙々とやり続けるのも挑戦なのだ。そのことは今の生徒にも指導している。

　それでも、人は行き詰まり、挫折に直面することもある。それを乗り越える手助けとなるのは、趣味を持っていることだ。お花でもお茶でもダンスでも、手芸、編み物でもなんでもよい。そして、それを三日坊主でなく自分の生活のリズムに組み込み、週一、月一のペースでもいいから習い続けることが臨床においても役に立つ。それぞれの道に卓越した方々の教えを乞うことによって、技術のみならず感覚的なものなど、そこから見えるもの、学ぶものが必ずあるからだ。そして、やる意思を持ち続けることが大切だ。

　鍼灸の稽古なるものは、取っ掛かりは難しく感じるものだが、そこでめげないで取り組むことが必要だ。その繰り返しが、真の挑戦となって限界を乗り越えることにつながる。そのために、数こなし

が上達の第一歩だ。数をこなすことから得る要領は、大切な経験である。それには、自分に限界をつくらないことだ。

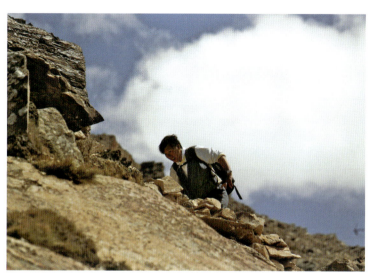

(撮影:長倉洋海)

# 九 互療

師である関卓郎先生は「互療」の大切さ、重要性を強調していた。勉強会の締めは必ずお互い、先生同士での鍼灸治療が行われた。臨床家は、己の身体の調子を常に把握して整えておくことが、患者さんに対してのよりよい効果のある施術につながる。

　臨床家同士の治療で学ぶべきことは、多大にある。施術法の確認だ。症例に対しての取穴法を確かめることによって、実際の臨床においての不安や迷いが「互療」によって解決され、技術の向上を促すことができる。症状によっての取穴の精確な部位、使用するはりの長さ、太さの選択、灸の大きさや壮数の決定を実践の場で確認し合い、伝えることは、自信と信頼につながる。鍼灸(はり)を打つ人と打たれる人の呼吸を感じ、施術のリズムが自然に生じるようになるからだ。

　また、修行中の臨床家や学生にとって、経験を持つ臨床家や鍼灸師の身体に触れることは想像以上の学びとなる。つまり、臨床家の「身体の使い方」を自分の手で体験できるのだ。それこそが、「互療」の本質でもある。関先生が健在であったときには、私も同僚の先生方の治療も受け、先生の身体にも触れさせていただいた。肩背部と腰の左右のバランスやその張りや硬さ、また、身体全体、手足のむくみなどを直接実感できた。時には気血水の流れや、滞りを深く感じ取ることもできた。

　自分が鍼灸(はり)をこころざす者に指導するようになって、「互療」を復活させた。すでに開業している教え子もいる。鍼灸師、あん摩マッサージ指圧師として独り立ちしている者もいる。最近、うれしく思ったことがあった。私が教えた鍼灸師のもとに集まり、勉強会をしている者が何人もいることを知った。彼らが私の講演会に来てくれたからだ。そして、その人たちから「互療」という言葉を耳にして、

九　互療

そして実際に行っていることを知った。こうした、勉強会のなかで先輩、後輩を問わず、治療を施し合うことは非常に望ましいことであり、大きな財産となるはずだ。定期的に鍼灸治療を受けている人の身体は、受けていない人よりはるかに修復力が強い。臨床家の不摂生にならないためにも。

「互療」を積み上げることによって、鍼灸臨床家としての、技量、心構えは間違いなく進歩する。「互療」の重要性が高まるにつれ、人間性の深みが増すことも私は確信している。

私は鍼灸師には、基本治療を身につけ、そして、関節通しができるようになってもらいたい。長いはり、短いはり、太いはり、細いはり、金鍼、銀鍼、ステンレス鍼、さまざまな種類のディスポーザブル鍼などのはりは、症状によって選び、身体のどこの部分のツボにも刺すことができる。使いこなせるようでなければ、鍼灸臨床家としてのプロではない。

学生だった頃、初めて出た合宿勉強会で、関先生が師と仰ぐ栗山平吉先生が、「互療」のときに、手に収めた2寸5分の15番の銀鍼が足首の丘墟から商丘にスウッと入っていった光景を、その衝撃的な瞬間を今でもはっきりと覚えている。まるで手品を見ているのかと思ったほどだ。手首、膝関節、肩関節、すべての関節へとはりは打てる。これは、まず「互療」でなければ確認できないが、より患者さんに信頼していただける効果的な施術法だ。

鍼灸の教科書を見ると、禁鍼穴、禁灸穴と記してある。これは、そこに鍼を刺してはいけない、灸を据えてはいけないと言われているが、私は師からそうではないと教わった。逆を言えば、より反応が強いということなのだ。自分の臨床経験で、基本治療を基に、私自身ためらいもなく禁穴を取穴し、バランスよく施鍼、施灸してい

る。激しく出る反応も抑えられ、かなりの効果を得ていることを確信している。患者さんが100人いれば、同じ部位の症状でも100通りあり、それに伴い100通りの施術法がある。鍼灸師が1000人いれば、その施術法も1000通りあるはずだ。

　鍼灸にはマニュアルはない。あの手この手で施術する治療なのだ。多くの施術を自ら経験することで、自分で自分の「手」を鍛え、つくっていくしか道はない。患者さんが信頼できる施術をするためには、日々稽古を積まなければならない。その礎となる「互療」によって、より鍼灸を味わいお互いの人間性を確かめ、品格のある施術を身につけることができるのだ。

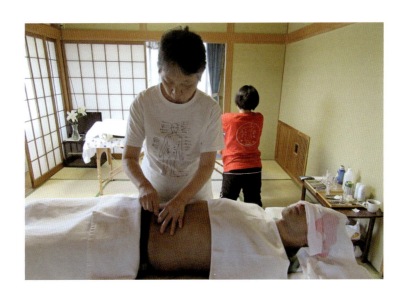

## 拾

# 鍼灸は雑学だ

臨床家にとって、その場の光景のすべてを、つまり全体を観ることが大切である。施術において、患者さんの主訴、すなわち、つらいところばかりに気を取られないことだ。治療を始めたばかりのときは、とかくに腰が痛いと言えば腰、肩がつらいと言えば肩、膝と言えば膝ばかりに、自分の意識が部分的にしか向かないものだ。肩のコリ一つを取るにしても、その部分ばかり揉んでいても効果はない。そのコリを中心としてもっと範囲を大きく揉み、またコリの本質に戻ってきめ細かく揉むことが大切だ。首筋のコリにしても、離れた部位、足や手などのツボを探しそこを揉んだり、施鍼したりして、また、元に戻るとかなりコリが取れている場合が多い。それが経絡だ。つまり、全体を観ないとコリの本質を取ることができないのだ。対面している人の身体の全体を観ることは、極めて重要なことである。

　師である関卓郎先生は、「鍼灸は雑学である」「医者ができないことをするのが、我々の役目である」と常々おっしゃっていた。それを身につけるために、私は街中や自然のいろいろな光景に触れ、一目見てなるべくたくさんの情報を自分なりに取材できるように習慣づけた。

　人気のラーメン屋さんやレストランなどに行くと、壁にかかっているメニューの配列やテーブルセット、どんなお花がどんな位置に置いてあるかなどを確認する。そうすると、大衆的であろうが高級であろうが、そのお店がいかなる意志を持って営業しているかが分かる。

　例えば、今まできちんとしたおしぼりが出されていたのに、ある日突然、紙のおしぼりを出されたらガッカリする。お店の意志とは、突き詰めて言えば、来店するお客さんにどれだけ気配りしているか、

おもてなしの気持ちが出ているかということである。料理の味のみならず、調度品一つ、箸置き一つにもそれが表れる。

トイレは最も意志・こころざしが表れる空間と言っていい。清潔なのは当たり前だが、ちょっとした小さな器やお花、調度品で、使う人がホッとしたり、癒されたり、気持ちが和むようなトイレのある店は本物だ。

こういったことに加えて、スタッフの態度や姿勢、振る舞いもさらっと見させていただいている。そんなことが自分に役立っている。

ちなみに、あまりお勧めではないが、昔、人間模様のいろいろな状況をパチンコ屋さんで勉強させてもらったことを記憶している。弱いので他の賭けごとはやらなかったが、パチンコは、玉が弾かれ、釘に当たる際の手触りというか手応えというか、とても面白くて、ひと頃よく行っていた。やればやるほど、座った台の釘の打ち方に興味を持ち、ちょっとした手の感覚で玉が入るか入らないかの微妙なバランスを楽しむことができた。しかし、パチンコそのもの以上に私を惹きつけたのが、そこに集い、夢中で玉を追いかける人々の表情と出で立ちだった。さまざまな人がいて、驚いた。赤ちゃんを背負った女性から建築現場で働くおじさんまで本当にいろいろな人がいて、それぞれの生き方や生活のあり様への想像をかきたててくれた。パチンコ屋で、人を見る目や観察力を学んだのだ。

また、立派なお屋敷の門構えや、植わっている杏の木などの樹木や、その家から出てくる人の服装などで、何をやっている人の家か想像することもした。映画を観ている人たちの服装や年齢層などを見たり、スーパーや本屋さんで商品をどういった背景に陳列しているか、などどこでも訓練することができる。観察することによって、自然と四診の感覚が身についてくる。

全体を観ないと、患者さんのつらさの原因を見逃す。施術にあたって、うつ伏せになった際に手を前に組む人や手を下げる人、首を左右に曲げている人、足首の曲げ方や足の開き方などで、生活の姿勢の癖や身体のバランスなどを確認することができる。そしてその際に、自分が施術しやすいように、無神経に体勢を変えてはいけない。足枕を入れることはもちろん、どうしても治療のために身体の位置を変えるときは、その部位の施術が終わったら「楽にしてください」と一言かけ、配慮することが大切である。また、下着を含めて、どのような色合いの服装や靴を身につけているかにも気を留める。定期的に来られる方は、体調による服装の色合いの変化を感じられるからだ。陰陽五行を臨床に当てはめる基礎を学ぶことができる。

　治療の場で、患者さんの気配・動作など身体全体を観ないと、患者さんが何を欲して我が治療院に来ているかを理解できない。少しでも楽にさせ、納得してもらうことが、臨床家の使命だ。そして、鍼灸治療を続けることによって、健康であるという安心感を常に持っていただけるようになることが理想である。患者さんの潜在意識の見極めと、臨床家の洞察力のリズムとが合ってこそ、治療が成り立つ。いつでも固定概念を持たない状態で向き合う。

　人を全体的に観ると、経絡上のツボとそれに伴う筋肉の配列や、その組織との密接な関係が観えてくる。身体の気の通りも観えてくる。場の全体を観る訓練をすることは、治療の原点だ。

## 拾壱 合掌は治療家としての基本の動作

鍼灸学校に通っていた頃、同級生のおばさんが新島出身で、毎月、島に揉み療治で行っていたのに友人たちと同行させてもらった。私は、もっぱら砂浜で日光浴と泳ぎを楽しんでいた。

　当時、船で8時間以上かかった。船酔いもひどかったが、おかげで乗り物酔い防止の施術も覚えた。村には信号が一カ所しかなく、すごい田舎に来てしまったと思った。それなのに車がすべて品川ナンバーであったのにも驚いた。

　海風に乗ってくさやの匂いがする。好物の人にはたまらないが、苦手な人にはまた、たまらない。島のおばあちゃんたちはよく働き、皆、手ぬぐいで頰被りをして、笑顔がとても可愛い。嫁入り道具にくさやの桶を持参する。荷物を頭に乗せる習慣だ。おばあちゃんたちは首が詰まっていて、腰が悪く、膝もひどく変形していた。その後、鍼灸治療も始め、私も少し参加した。島の人たちへの鍼灸治療の効果はとてもよかった。身体を動かす人たちには、この鍼灸（はり）はよく効くのだと、師の言葉を思い出した。皆、毎月首を長くして待ち望んでいた。

　島の夜は真っ暗だが、太陽が出始めると空の色といい、咲いているお花といい、南国の風景そのものだ。一番印象的であったのはお墓だ。

　白い砂地の上にそれぞれの墓石はしっかりと座っている。毎朝おばあちゃんたちは、掃除をし、色とりどりのお花、お供え物を持ち、墓守をする。

　墓石には、「もんぜん」とか屋号がそれぞれに彫ってある。奥のほうに行くと、流人の墓も祀られてあった。その空間はえもいわれぬよい気を感じる。恐いとは少しも思わなかった。島人たちの温かい供養のせいなのであろう。

墓の前では誰しも手を合わせる。人が手を合わせる姿は、幼い子も、老人も、素直な形で美しい。手を合わせる行為は、「ありがとう」「すみません」「ごめんなさい」も皆同じだ。国境を越えても宗教が異なっても、同じではないか。その姿を私はいろいろな国で見てきた。

　私は若者たちに、必ずお墓参りに行くようにと勧める。一人、墓前で手を合わせていると、普段言えないことも自然にわだかまりなく出てくる。私は、お墓は願いをするところではなく、自分の意思や決意を確認し、たとえ未熟であっても、今の自分の生き方をご先祖様に報告するところだと思う。手を合わせることによって、自分自身のしっかりとした決意を確かめるところだ。そこで、自分の存在を踏まえ、会ったこともない先祖の人々の姿、性格、人間性を自分なりに想像することによって、新たな自分を発見することができる。治療家として進むなら、『素問』を学ぶより、まずはお墓の前で手を合わせろと言いたい。

　お墓の掃除からお参りは始まる。草むしりをしたり、苔を落としたり、墓石を拭いたりして、その場を整える。ここでも掃除の基本を学べる。水、お花、お線香、ろうそくなどを供え、手を合わせる。私は患者さんに対して、「治療をさせていただきます」という気持ちでこころのなかで手を合わせている。それぞれの状況があると思うが、お墓参りは行くべきだ。大切な学びを得るはずだ。

　余談にはなるが、東日本大震災の被災地での治療のなか、生徒たちが一生懸命治療したあと、おばあちゃんたちが生徒に向かって、手を合わせて、感謝の気持ちを表しているのを見た。私は胸を熱くした。その姿が素直に美しいと私は真に感じた。

　先祖にあいさつすることは、大切なことだ。人間であること、手

を合わせることの意、その動作から頭脳とこころの感覚をつかむ。自分自身の身体への意識が変わるはずだ。あん摩の先生から「手を合わせることは、揉み手の練習にもなる」と教わった。

　一本一本の指がしなやかになり、感覚もよくなる。刺鍼時の弾入の響きと押手と刺手の感覚はとても柔らかくなり、患者さんにも痛みを与えない。合掌は治療家としての基本の動作なのだ。

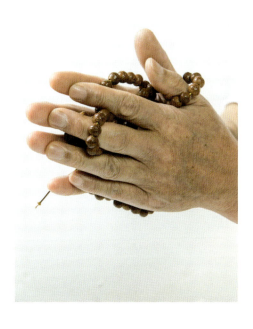

## 拾弐 身体に効く音階

人は日常生活において常に音を耳にしている。我々治療家にとっても、患者さんにとっても、音楽に耳を傾けることはとても大事なことである。よい音を身体に受けると、緊張が解ける。人の身体によい音は無限大にあり、それを探し出すのも治療の一つだ。

　私はよく旅をする。その地に伝わっている民俗音楽の音調は気候風土、生活環境、食生活によって、そのリズムが違う。国内においても、北と南とでは音が異なる。民謡を聴くと分かるはずだ。

　南米のアマゾンやアンデスに古くから伝わる民間療法を体験したことがある。必ず笛、太鼓、ギターなどの楽器や、一種のパワーソングとも言える祈祷歌とともに行われた。今思うとさまざまな楽器から出る音階、音律が人の身体によい影響を及ぼし、治療効果を高めることを確認することができたのだ。

　「これが人を癒すということか」と思った。

　治療院では必ず音楽を流している。私と患者さんが、同時に「身体が目覚めた」曲があった。映画『ある日どこかで』のサウンドトラックに収録されている、ラフマニノフの「Rhapsody On A Theme Of Paganini」であった。鎮静作用を与えるかのように、ピアノの響きがじんわりと鍼灸効果をもたらし、施術も円滑に進めることができた。私は身体に効く音楽があると思う。

　東日本大震災後、定期的に被災地での鍼灸治療を行っている。仮設の治療所をつくり、男女を問わず若者から高齢者を施術する。あるとき、ベッドに上がっている人たちが一斉に足を動かしていたり、身体をもじもじさせていたことがあった。気がついたら、いつもかけている音楽が止まっていたのだ。慌ててスイッチを入れ、曲が流れ出すや否や、治療を受けていたおばあちゃんや職人のお兄ちゃんも落ち着いて、治療もやりやすくなった。曲はボサノバで、名曲か

ら発せられる音調というものは、年齢を問わず穏やかにさせる力があるということを実感した。ジャズの影響を受けたボサノバは、知的な音階を醸し出すハイレベルの音楽だと思う。この音調を耳にすると、音楽の世界にも音の質のなかに「陰」と「陽」があることが感じられる。クラシックなどの名曲ばかりが品格ある音楽ではないと思う。私は、演歌も大好きである。真の演歌歌手の歌うジャズは、たまらない。感性のみで歌っているように聞こえる。歌い手の音に対する生き方そのもの、人間性そのものも、出ているのでは。FM放送で、ときたまそのような音調に出くわすと、ささやかな感性の沸き立ちが身体中を巡り、施術者である私の手によい影響を与えるみたいだ。

　以前、不妊症の患者さんに音楽を勧めた。高齢出産でもあり、初めのうちは焦り気味で、イライラしている様子であった。気長に鍼灸施術を続けることを勧めた。一年ほど経ってめでたく懐妊された。自分の好みの音楽を聴くことによって、母体は癒された状態になり、お腹の赤ちゃんにもよい環境を与えることになる。出産を終え、育児中の母親が「子どもが一歳を過ぎた頃から、妊娠中に聴いていた音楽によく反応するんですよ」と言っていた。母親は、子どもの成長に向き合って、生活に合う音楽を取り入れているようだ。

　人はそのときの体調によって、好む味も色もあるように音もあるはずだ。それは陰陽五行の木火土金水に五音が組み込まれ、人の身体にさまざまな反応を及ぼすからだ。

　音の幅は限りがない。臨床に携わる者は、さまざまな音に耳を傾けるべきだ。そうすることで、自分の治療と患者さんに合う音に巡り合うことができる。よい音に出合うと、治療の幅が広がり、効果のある施術をすることにつながるのである。

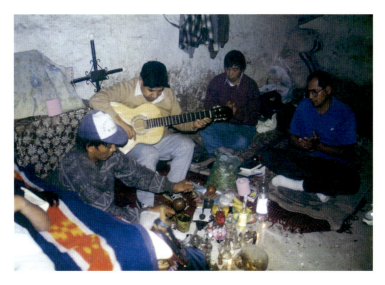

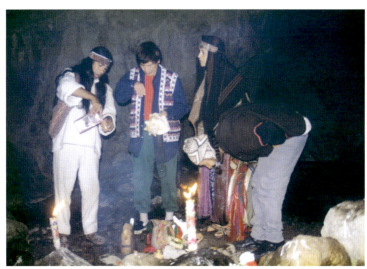

南米の民間療法

# 拾参

# 無音の空間に身をさらす

前項、身体に効く音楽のことを話したが、さらに臨床のうえで、音の距離感と無音での脉診のことを話したい。難しいことではなく、日常で経験できることだ。

　私は三味線の音が好きで、浄瑠璃の流派である新内節をよく聞いていた。その昔、江戸で起こった三味線の伴奏で語られるものである。元来、悲哀のこもった語りが特色だそうだが、その三味線の音律は自分にはとても温かく新鮮に優しく響いた。治療中に流れる三味線の音は、患者さんの緊張を解き、落ち着きを与える効果もある。プレイヤーの位置によって、聴こえ方が違うのだ。足元から流れる三味線の音律は、頭のほうから流れるより、柔らかく、ほんのりと語りかけるように感じ取れる。「垣根越し」の音楽と言われる所以なのか。

　音の聴き方もいろいろとあるが、飛行機内は別として音楽を聴くとき、ヘッドホンは使用しないほうがよい。それは、音階の距離感がつかめないからだ。私自身の個人的な感覚を言うと、ヘッドホンなど今の音響システムはきっと十分に研究され、しっかりと開発されているに違いないと思うが、音楽は空間に流れる音階を、空気を伝わって耳に直接受け止めて聴きたいものだ。こだわりと言っては大げさだが、バッハやドビュッシーはヘッドホンやイヤホンからは聴きたくない。シュトラウスやブラームスは我慢できる。それはなぜかと聞かれてもよく分からない。

　音を受け止める距離感と音量の調節を把握することが肝心だ。施術室という空間での音量と、自分自身が自然の音を聴く音量は異なる。治療院では、どこに音楽プレイヤーを配置するかも大切である。音の聴こえてくる方向によって距離感は変わるし、音量は大きすぎず小さすぎず、ちょうどよい塩梅を見つけ出したい。

ジャンルや使われている楽器の種類によっても、変わってくる。例えば、三味線の音と同じように、ハワイアンなどは距離感を保つことが大切で、ハリー・ベラフォンテが歌うカリプソなどは、音量の調節が重要だ。ジャンルや楽器、曲の内容によって、身体全体で聴く音なのか、後頭部で聴く音なのか、おでこで聴く音なのか、実にさまざまである。

　室内であっても大自然のなかであっても、音源からの距離感と音階の質を身体で受け止めることに努める。治療院で音楽を流すということは治療家と患者さんの感性に影響を与え、両者の音感の交流によって施術の流れもよく、信頼性が深まる。

　音を身体のどこで、どのように聴くのか。その感覚は、本来、個人個人に自然と備わっているものだ。音に対する感受性を引き出すには、ともかく、分野を問わず、さまざまな音を耳にすることだ。大自然のなかの鳥の声、水の音、木々が揺らぐ音、風、空気。とりわけ、身体を無音の状況に置くことは重要である。

　最近私は、音の質を大自然の空間のなかで学んだことがあった。それは、北海道の十勝岳温泉郷のマイナス15度の空気のなかだ。宿泊している場所とは別に、泉質の違う温泉宿があると聞いて、雪道を30分ほど歩いて辿り着いた。浴槽の底が見えないので、煉瓦色の湯のなかに、注意深く足をすべり込ませた。露天風呂からの眺めは、まさに絶景だ。大自然を独り占めにして、無風状態、無音の世界で、座禅をしている気分になってくる。人間の身体は手や足をつまんだり、肩や腰を揉んだりしても脈は変わる。脈が整うと、人間の身体の疲労を回復に導き、活力が出るきっかけとなる。かなり熱い湯に浸かっているのだから、脈は速くなる。左手で右手の脈を取る。間隔を開けて、今度は右手で左手の脈を取る。これを3回ほど繰り返

す。そして目をつぶって取るのと、目を開けて取るのをまた繰り返す。薬指、中指とで脉を取る。温泉効果で身体の筋肉が緩んでくると、脉の強さや速さが呼吸をしているのかのごとく変わっていくのが分かる。

　臨床家は、患者さんの脉を観ることばかりに気を取られず、自分の脉も把握すべきだ。そして、環境が変わっても、身体を無音の空間にさらし、呼吸によって脉を整わせ、平常心を保つことができる訓練が必要だ。これは、より精確な取穴を手に覚えさせることができるからだ。

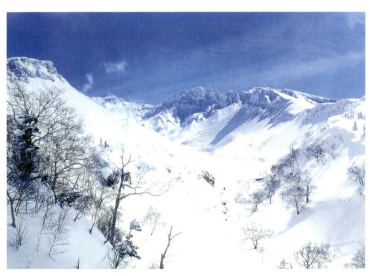

露天風呂から

## 拾四 まさに即興治療の実践だ

2014年5月8日、3人の鍼灸師を連れてエベレストベースキャンプ手前にあるタンボチェ・ゴンパを目指した。目的地は標高約4000m。

　同行の3人（女性2人、男性一人）は、いずれも私のところで鍼灸あん摩マッサージ指圧を学んだ。

　私自身、学生時代からあまりというか、いやほとんど臨床に関しての書物から学んだ記憶はない。つまり、それらから臨床に役立ち、かつ納得したことがなかったということだ。師の教え「10年揉み抜け」の通り、黙ってそのことだけを実行した。人の身体に触れ、さすり揉み押すことのみの繰り返し。自分の手が納得し、止まるところにはりを打ち、灸を据えるようになっていった。

　そして、旅が始まった。ある期間毎年、南米アンデス、チベット・ヒマラヤの辺境地に出向き、自然の気に触れるとともに、機会があればそこに住む先住民やいろいろな民族の方々に鍼灸施術をさせていただいてきた。このことは、言葉では言い表せないほど自分自身の臨床体系に役立ち、かつ貴重な糧となっていったことを確信している。

　旅自体が私の鍼灸施術の基本である。旅をすると、そこに住む人々の生活、環境、仕事、家族などの生きている様子に触れることができる。ときには、その人たちに鍼灸施術をする。そこの空気、施術を受ける人々、老若男女の身体の構造が実際に鍼灸を刺すことによって、手応えが手に残る。そこに住む人々の家族構成や食事などの生活様式を直に見ることも、大きな学びとなる。旅を続ければ続けるほど、それぞれの民族の生活、生き方、体質といった計り知れないものを自分の手に収めることができるのである。この積み重ねが、私の鍼灸施術の基本の半分以上を占めているように思う。

　いつの日か、その姿とその実践治療を学んでいる者たちに見せた

かった。そしてそれは、今しかないのだと思い、実行した。

　深夜の羽田から6時間飛行機に乗り、バンコクに入る。そこで5時間ほど待ち、3時間半また飛行機に乗り、ネパールのカトマンズに到着する。私一人なら、明くる日に出発地点（ルクラ）に行くのだが、初めての3人のため2泊を要した。2800m地点のルクラから少し低いパグディンで泊まり、次は3400mのナムチェへと向かい高度順応をしつつ、ゆっくりと歩く。ここで2人の女性に就眠前、酸素を小一時間吸わせる。高山病は、なってからでは遅い。なる前に酸素の補給が必要であるということを20年も世話をしてくれているシェルパ族のリンジ氏から学んだ。

　高所での食事も大切だが、初めての人は、どうしても目が食べたいせいか食べ過ぎてしまう。案の定一人の女性はギャンツマでのロッジの朝、腹痛と下痢で苦しんだ。鍼灸治療と梅干湯で回復して、歩き通すことができた。真の体験とは、このことだと彼女も同行の者たちも深く感じたはずだ。最後の行程で3人に馬も経験してもらった。

　お寺にはお坊さんが少ないと聞かされたが、実際行ってみると30人ほどの僧侶たちが出迎えてくれた。私たちのために、朝昼ともにすばらしいお経を施してくれた。そして2人の高僧に鍼灸治療をさせていただいた。膝・腰・肩などかなりつらそうであったが、3人の鍼灸師が協力し合い治療を終えた。楽になったと太ももを触る僧侶のおだやかな笑顔が印象的であった。彼ら3人にここまで来たのだからという私の勧めで、4200mの地にある仏塔まで登り、見事こなした。立派である。シェルパ族の人たち、お坊さん、ロッジのおやじさん、数えきれないほどの気持ちを勉強した。迎えのヘリコプターも時間通りにきた。学んだことを消化しつつ、カトマンズへと向かった。

私が教えた、ネパール人の生徒が鍼灸治療院を開設している。そこで3人は午前中いっぱい、相当数のネパールの人たちに鍼灸治療を施した。まさに即興治療の実践だ。治療に当たって、私はほとんど言葉をかけなかった。3人はベッドに上る患者の動作や癖を観て、施術に当たる。国、育つ環境が異なっても同じ人間に触れるのだ。そして歩くことは呼吸することを実践で学んだのだ。昼食中に3人が口をそろえて「ネパールの人たちは本当に鍼灸が好きなんですね」と言った。
　私は本当に学ぶことはこういうことなのだ、そして世界中どこの地であろうと鍼灸は必要なのだ、受け入れられるのだとしみじみ思い起こした。彼ら3人もそう感じたはずだ。

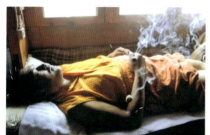

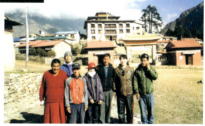

拾四　まさに即興治療の実践だ

# 拾五 歩くことは呼吸すること

都会で生活している人たちは、仕事の内容や環境にかかわらず、普段の生活で呼吸の仕方が浅い。呼吸が浅いと、身体を巡る気血水の滞りにもつながり、呼吸を意識してすることによって、それは解消される。それには、ごく自然に歩きのための歩きをすることだ。
　私が歩くのに真剣に目覚めたのは、ヒマラヤを歩きだしてからだ。物心ついたとき、生きているうちに、ある山に行ってみたいと思った。それを実行したのは、33年後だと記憶している。
　もともと旅が好きで、行く先はほとんど辺境地だ。毎年アンデスに一度、チベットに二度、と続けて出かけることが何年か続いた。ほとんどの目的地が高所で、3000m、4000m、5000mの地を歩いていた。運よく信頼できるシェルパ族の人と巡り合えたからこそ歩けた。初めは本当につらく、言葉で表しようもないほどで、きつい高山病の経験もした。息をすると、口から内臓が飛び出してくるのでは……というぐらいだ。私一人のために、20人ほどの人たちがキャラバンを組む。コックさんは、私のために2時間ほどかけ料理をつくってくれるが、現地ではほとんど食欲なし。お粥に梅干しをぶっ込んでサラサラサラと流し込む毎日だ。
　私は歩くのが遅いので、皆より一時間半も先に出発させられる。そんなとき、自分のこころに沁みる出来事に遭遇した。へばっている私の横を、ポーターが50kg以上あろう私の荷物を背負って、微風のごとく去ってゆく。こんなことが何十回、繰り返されたことか。ただ歩いているだけの自分が恥ずかしくて、彼らの顔がまともに見られなかった。カーストに生まれた彼らは一生ポーターなのだ。研ぎ澄まされた細い足、小高い鼻筋からポタポタ流れる汗、まるで悟りきった哲学者の風貌だ。旅の後半で、彼らと目と目が合ったとき、白い歯を剥き出しに、都会では忘れかけていた新鮮な笑顔で応えて

くれる。教訓と励ましの笑顔だ。

　東京に戻ってからも、私は歩きに歩いた。時間さえあれば週3回、4回と近郊の山を歩きこんでいた。あるとき、テレビで天才心臓外科医の番組放映を偶然目にした。その医師は、大手術に当たる前に必ず一人集中力を高めるため、心臓に触れるためのイメージトレーニングをされるそうだ。恐れ多いことだが、それにヒントを得て、自分もヒマラヤを歩くためにイメージトレーニングを自分なりに考え実行した。ばかげたことなのだが、夜になって山を歩くことにした。

　夏季の山の夜道には、カナブンがビューンビューンと音を立てて、足元、周りを猛スピードで横切る。かなり不気味だ。暗くなってくると、虫たちの活動、憩いの時間となっていく。昼間ではないことだ。夜の山は人っこ一人歩いていない。夕方、夜、深夜と動物、虫たちの活動の場のそれぞれの時間帯があるらしい。冷や汗で背中がびっしょり、鳥肌状態で歩く。近郊の山とはいえ、真冬の夜道は雪もあり、かなり温度も下がる。時にはイノシシや猿の軍団と鉢合わせになる。肝が冷えるどころではない。ゴシックの世界に突然投げ込まれたみたいだ。真っ暗な山道もランプを使わずに歩く。何度も行っているうちに闇のなかでも目が慣れてきて道筋が光り、見えるようになってくるのだ。足の感覚を頼りに歩くことができる。山道を歩いていると、木の根っこがやたら地面から飛び出している道に遭遇する。初めはつまずいて闇のなかで立ち止まってしまうことがあったが、何度か行くうちに、つま先に当たる感覚でその根っこにつまずかずに歩けるように自然となった。一度もつまずかずに夜の山道を歩けたときのうれしさは、何とも言えない。体操競技の鉄棒で、月面宙返りで微動だにせず着地できた気分であった。できるだ

け自然体で、そのときそのときの気分、感覚で夜の山歩きを何回もこなした。夜の山を支配している神様と昼の山を支配している神様はどうも別のようだ。どこでチェンジするか分からないが、明らかに感じる空気が違うのだ。山には必ず精霊、山の神がいると思う。

　お医者さんから禅の話を聞いた。座禅は文字通りで、山などで遠くの景色を眺め、清々しい気持ちになる「立禅（りゅうぜん）」というものも、禅だと。

　「あなたがよくやっていることも、禅の一つです。それを歩行禅と言います」

　歩きながら、禅をするということなのだそうだ。自分なりの歩きが身につくと、視野がとても広がるのを実感した。大袈裟な言い方だが、見えないものが見えてくるときもある。ヒマラヤを歩けば歩くほど、自身の身体の細胞の働きを確認でき、経絡の存在とツボと筋肉と五臓六腑のバランスを確かめることも実感した。空気の薄い地を歩いていると呼吸が浅くなり、酸素が肺に入る量が少ない。そうすると、腎の働きが低下し、おしっこの出が悪くなる。身体のこわばりやいろいろな症状が出てくる。そして歩くことは、呼吸をすることだと自分なりに理解している。

　人間は、人それぞれきっかけをつかむ時期があるようだ。5000mの地を歩いているとき、砂埃のなか、真っ直ぐに正面を見定め、合掌し、合わせた手をそのまま頭上に持っていき、膝をつき、おでこを地面につけてひれ伏す数人の男女に出会った。一つひとつの動作が繰り返されるたびに、砂が飛び、小石が跳ねる。その単純な動作にまろやかな共感が生まれてくる。チベット仏教での五体投地だ。何故ここまでなれるのか。自分には、信仰の深さだけであるとは感じ取れない。答えが出せない自分に歯がゆさと口惜しさが襲いかか

る。この動作を一生懸命分析しようとしている自分に気がついた。人と大地とが真実のみの架け橋で、何かを確かめ合っているのではと思わせる動きが、とても美しく思えた。人間の理解の及ばない大きな力が自分の身体を包み、新たな気の流れが生まれたようにも感じた。5000mの空気の薄い地で、五感（視、聴、嗅、味、触）が研ぎ澄まされていくのを感じ、しっかりと呼吸をしている自分を発見した。

　高所を歩くと、自分自身の身体の組織も浄化される。私は、東京でも辺境の地でも春夏秋冬の歩きをした。四季のそれぞれの風景、色彩を肌で感じ取れる。冬のヒマラヤと夏のヒマラヤでは空気が違う。それぞれの空気を歩き味わうと、感覚がより一層豊かになる。もっと細かく言うと、終わる色、始まる色さえ、確認できるのだ。ここ数十年来、チベット・ヒマラヤに出向いて、それぞれの季節の空気を感じた。夏のヒマラヤは、お花、高山植物の宝庫だ。この世のものとは思えない花たちが勢ぞろいしているのだ。赤・白・黄……平地で見る色とは明らかに違う。

　真冬のヒマラヤは、植物たちが透き通るような白い樹氷となり高潔の美を保つ。冬の山々の荘厳さは、言葉では言い表せない。6000、7000m級の山ですら、名前もついていない山々がたくさんある。その峰の連なりの光景は、まさに神々が坐しているように目に映る。

　高所を歩き、その風景に身を置くたびに、身体の組織もこころも浄化される。

　その地に住む人たちへの鍼灸施術は、ごくごく自然に手が動く。はりの握りも極めて柔らかく施術が進化していくのを手に収められる。

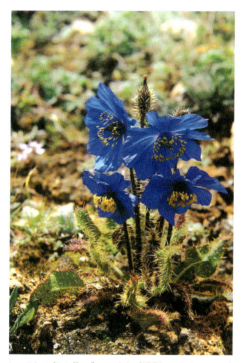

ヒマラヤの幻の花、ブルーポピー(撮影:リンジ・シェルパ)

## 拾六

# 治療は時間をかければいい というわけではない

「予約時間に遅れた場合には治療いたしません」

自分の治療院の玄関にこのような言葉を掲げて、40年近く経つ。時間はどんどん過ぎていく。歳を重ねるごとに、時間が過ぎるのが早く感じるのは、誰も一緒のようだ。私はときどき、一日が36時間、一週間が12日あればいいのにと真剣に思うことがある。あり得ないことなのだが。

仕事と時間は切っても切れない関係だ。時間には単純に守らなければいけない時間、守らせる時間、時間の配分、数えきれないほどの内容がある。私は仕事をしていくうえで、生活していくうえで、時間の観念を真剣に考えることが普通であった。元からの性格と育ってきた環境からか、人との約束は5分前、仕事や学校の開始時間、映画やコンサートの開演時間には15分前と自然と設定していた。

開業当初から、私自身、時間にかなり厳しい治療家と言われていた。連絡もなしに遅れてきた患者さんには、治療はしなかった。自分なりによい施術を精いっぱいしたいからだ。

治療という仕事に携わって思うのは、一人の患者さんに決められた治療時間を共有することが、その時間を約束した人同士の信頼関係だということだ。時間に遅れることが仕事のバランスを壊すことになる。つまり、自分がやりたいと思うよい施術ができない。

時間の概念において、私自身と患者さんとの性格がぶつかり合うこともある。時間にルーズな人は、簡単にキャンセルするし、とかく言い訳をしがちだ。それに、その人が何を望んでいるか察知できない。

仕事には始まりと終わりの時間があり、決められた範囲のなかで終らせるべきだ。鍼灸治療においては、それが効果的な施術となる。物事は時間をかければよいというものではない。時間を気にする患

者さんの多くは、一分でも多くの施術を受けたほうが得したと思っている人が多い。特にマッサージの時間はうるさい。治療は時間ではなく中身だ。慰安のマッサージも必要かもしれないが、ただその場限りで気持ちよくさせることよりも、身体を整えることのほうが大切だ。

　また、おしゃべりは厳禁。おしゃべりをしていると、患者さんの異変に気がつかないことが多い。患者さんの話には耳を傾け、聴くことだけにして、自分からは極力おしゃべりしないように心掛ける。

　患者さん自身の時間の観念を変えることも、治療の一つだ。時間にルーズな人で、歳を取った人ほどやっかいだ。時間という軸を見直すことによって、今までの生活を改め、定期的な治療によって身体を治癒に導くことが多大にある。かといって、予約時間のかなり前から来られても困る。早いぶんにはいいだろうと状況判断できない人もいる。自分の治療院は、一つのベッドで一対一で治療しており、狭い待合室で施術中に人の気配があると、治療中の患者さんが気遣い、治療の妨げとなることがある。

　私が患者さんにお渡しする次回の予約カードの欄外には、こう書いてある。「5〜10分前にこられるのが理想です」と。時間というものに、患者さんを目覚めさせるのも治療の一つだ。

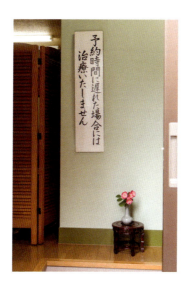

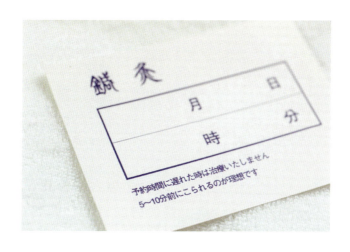

拾六　治療は時間をかければいいというわけではない

## 拾七　他力本願にさせない

長いこと臨床に携わっていると、まったくさまざまな出来事に遭遇する。自分一人で、治療院を切り盛りして患者さんに向かい合っていたときは、さほど問題めいたことはなかった。しかし、教える身になり、生徒たちが鍼灸師となり、開業または実際の施術にあたると、いろいろな問題にぶつかるようだ。

　最近では患者さんに対して、鍼灸治療についての反応、効果も含めての確認をしてもらう治療院が多いと思う。余談になるが、実演を含めた講演などを、いくつかさせていただいた。その折、明らかに粗探しをしに来ている同業者もいることを知った。青あざができたことを、これみよがしに突っ込んで、「これは医療ミスだ」と主張されたことがある。鍼灸師であれば、どんなに注意深く身体に刺鍼しても、湿気の多い季節など、身体がむくんだり体調によっては、青あざができることは、分かっているはずである。それを聞いて、「この治療家は鍼灸(はり)を打ててないな」と思った。主催者の人も「ああ言えばこう言うで、やっかみ以外の何物でもない」と言っていた。

　これからは、自分自身の身を守るためにもしっかりと患者さんに鍼灸を理解してもらい、信頼関係を結ぶことが大切だ。

　よくある話だが、鍼灸(はり)を受けて効果があった人が「鍼灸(はり)はよいから」と言って、新たな患者さんを治療院に連れてくることがある。しかしながら、実際に施術を始めようとしたら、自分の意志からではなく、どうも無理やり連れてこられたみたいだ。このような人は、やるべきではない。治療は、必ず「鍼灸(はり)を受ける」という自分の意志を持った人でなければ、やるべきでない。猜疑心が強い人は、自分から治ろうとしない。そして、一番大切な施術者と患者さんとの間の信頼関係を持つことができない。そのような人に至れり尽くせり施術をしても、私は効果があるとは思えない。

ここ10年、鍼灸をこころざす生徒たちに指導しているうちに、気づいたことがある。私は極力患者さんの施術にあたって、教えている生徒を傍につけるようにしている。患者さんに対して、生活での甘えを治療院で出すことはさせていない。しかし、自分には見せない生活のグチを、生徒にはふと漏らす患者さんが何人かいることを知った。あるとき、生徒が「あの患者さんは先生にすべて頼りきりですね」と言った。まるっきり一人で治療していたときには、到底気づかないことであった。身体を回復させるのは、鍼灸を打つ鍼灸師ではない。鍼灸を打たれる患者さん自身が、治療において他力本願では駄目である。回復に向けて、諸生活に注意する自力本願の信念を芽生えさせることが大切である。鍼灸師は、回復しようとする患者さんの身体の意志をサポートするに過ぎないのだ。

　鍼灸を打たれるという意志を自ずから持った患者さん以外は治療しない。無理強いはしない。

　何度も同じことを言うが、とにもかくにも患者さんに対しての施術は時間内で、一つひとつ丁寧過ぎるほど丁寧にやるべきである。師匠から教わった、「指一本でもいいから楽にさせる」という信念を、いまだに患者さん一人ひとりに向けている。そうすることによって、必ず治癒に導くことができる。それが、自分自身の治療の自信にもつながるのだ。

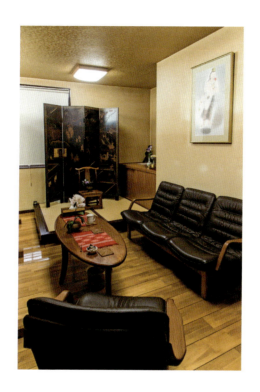

拾七　他力本願にさせない

## 拾八 気配を感じる

もてなしは絶対に受けない。

開業する前に積極的に往診をすることだ、と鍼灸学生時代から師に教わってきた。現在と制度が少々違って、鍼灸あん摩マッサージ指圧学校に入ると、2年目であん摩マッサージ指圧師の試験があり、これに通ると免許が得られる。3年目に鍼灸の試験がある。当時、両方の科目に筆記試験とともに実技試験があった。3年生からはマッサージの施設がある所で、かなりの数の揉み療治に専念した。

朝の10時から深夜まで、一人40〜50分の時間で、一日15人以上は施術していた。そして、時には自由業の人など時間を問わず施術を望まれていた方もいたので、そのあとに明け方まで往診をした。田園調布、三軒茶屋、横浜などを主に回り、要望があれば九州や京都などにも行った。すべて、手に「目」をつけるために揉みに揉み抜いた。私の師は、真冬のときも寒さ除けに胸に新聞紙を四つ折りにして入れて、バイクで往診に出向いていたと聞いた。

開業しても、そうは患者さんは来てくださらない。そのようなときこそ、時間を問わず往診に専念すべきである。自分の治療院では経験できない、かけがえのない勉強になる。家に訪問することで、その人の身体とその人の生き方そのものに触れることができる。初めは親戚でもいいが、できることならそれ以外の患者さんを得ることに努力すべきだ。

往診、つまり今で言う在宅治療で大切なことは、「気配」を感じ取ることだ。例えば私は、玄関にどのような履物があるか、またとっ散らかっているか整頓されているかなども必ず観るようにしていた。夕方時のその家の食事の支度の匂いで、濃い味、薄味好きかなど、その家庭の好みの味つけなども感じ取ったりしていた。また子どもや赤ちゃんがいるか年寄りがいるか、兄弟か姉妹かなど、家族構成

を把握することはとても勉強になる。そして、必ずトイレに行く。師はトイレに行くと、「この家に糖尿病の人がいるかどうかが分かるんだよ」と言っていた。このようなことは、開業したときに実際施術をするうえで、患者さんのライフスタイルや食生活などを推し量ることができ、治療に役立つ。そして、その人の趣味や好物に間近に触れることは、気配を感じることの訓練にもなる。

　最も大切なことは、その家に入った途端、よい気があるかないかだ。どんなに豪邸であっても、なかなか馴染めない家もあった。理屈ではない。ちっちゃなアパート暮らしの家庭でも、行くのがとても楽しみで「行き甲斐」のある家もあった。それは、すべて「気」のよし悪しだと言える。

　だんだん慣れて、親しくなってくるとつい井戸端会議状態になることが多いようだ。さらに、食事なども一緒に、と出されてしまうことは要注意である。私は当初から最高で水一杯、お茶一杯で終わらせ、「次の往診がありますので」と即出ることにしていた。もてなしを絶対受けないこと。それは、施術というものにけじめをつけるためである。

　臨床家は、潜在能力、洞察力を常に養わなければならない。実際に患者さんの生活を観ることで、その人の性格や癖を確認することができる。往診で人と人柄に触れることが、自分の治療院での施術における最大の糧となるのだ。

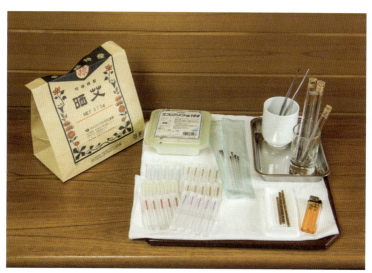

往診道具

拾八　気配を感じる

## 拾九 開業は早ければ早いほどよい

鍼灸あん摩マッサージ指圧師の国家試験の季節が来た。そして、卒業。鍼灸学校の3年間は、あっという間だ。久々に、私のもとで勉強していた3人の鍼灸師がそろって開業することになった。

　鍼灸治療院を開設するにあたって、やらなければならない手続きや準備が山ほどある。40年前、私が開業したときとは、その事情はだいぶ違っているようだ。設置する場所、届け入れの保健所の手続きなど、かなり地域差があるのに驚いた。卒業前、ほとんどの学校で開業セミナーを開催しており、施術所の図面や備品など必要事項を踏まえて、申請に行く。しかしながら、快く親切に対応してくれるところもあれば、それに反し予期せぬことで指摘を受けることがあるようだ。

　数年前、私のところを卒業し、独立した鍼灸師の話だが、保健所に届け出に行ったとき、大変不愉快な思いを強いられた。イジメにも等しい……。

　本人は真面目な人間で、指示通りに配置や仕切りなどの設備を整えたにもかかわらず、行く度に難癖をつけられ、なかなか許可が下りなかった。なおかつ、大金をかけ、室内の工事をやり直した。開業の審査の日に、私も立ち会った。明らかに粗探しばかりで話にならなかった。私もその対応に疑問を感じ、医療にかかわる事柄全般を取り扱っているジャーナリストに相談し、立ち会ってもらった。

　そのとき、問題以前にその保健所の担当者たちに「あなたがたは、3年間何百万もお金をかけ、晴れて卒業し、資格を取り、自分の治療院を持つ若者に対し、どうしてまず『おめでとうございます、がんばってください』の一言が言えないのですか」という言葉を投げかけてくださった。私も、もっともなことだとうなずいた。その担当者も我に返った様相で、人として大切なことを思い出したかのよ

うに顔色を変えていた。彼は、無事開業にこぎつけ、現在もがんばっている。そのジャーナリストは、その後ますます鍼灸も含めた医療事情に力を入れ、今では国会議員になられた。

あはき法を管轄しているのは厚生労働省だが、開業の届け出を受理する保健所に、地域によって認識のズレがあるように感じた。開業する人が晴れ晴れ届けに行っても、不愉快な思いをすることがないように、地域による保健所の認識の差をなくし、開業に関する手続きなどを統一してほしい。

これから開業する人は、このようなことも踏まえ、気構えておいたほうがよいと思う。

開業したい部屋が自分なりに決められたら、そこを施術室にするために、その地域の保健所にまず相談を仰ぎ、指導してもらうことをお勧めする。

私は鍼灸師の方たちへの率直な意見として、いや、願いとして開業は早ければ早いほどよいと思う。今現在開業するのと、3年後、5年後に開業するのでは諸事情が大きく変わる。

患者さんと向き合うのが早ければ早いほどよい。極端なことを言わせてもらうと、使われているうちは、患者さんと本当の信頼関係は結べない。自分の治療院を持つことによって、責任を持つことができる。それが大切だ。それによって自分自身の技術と感性、すなわち人間性も育っていく。

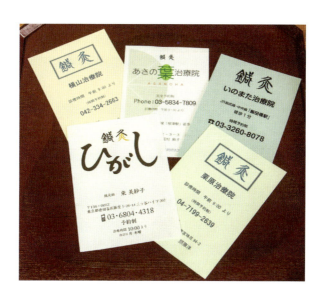

## 弐拾 腰と鬱、夏の冷えに要注意

日本の夏は湿気が多い。人の身体は正直で、気候に敏感な人ほどこの時期の過ごし方次第で体調のゆくえが決まる。

　気候の変動、温暖化により、身体の組織の反応も以前とはずれ始めている。臨床経験から言うと、8月の末から起きるぎっくり腰、頚の寝違え痛、頭痛や風邪の症状が、近年では10月後半頃から出始める人が多くなった。これは、職場の環境、飲食のとり方、長時間ミーティングやパソコンなどの座り仕事、また立ち仕事の女性にもあてはまる。

　鍼灸師も含め治療に携わる人たちは、患者さん、身近な人たちにセルフケア＝自己治療を促してもらいたい。用意するのは、ドラッグストアで購入できるカイロと貼るはり＝「パッチ鍼」。鍼灸院ではパイオネックス（刺激の強弱あり）だ。この2つの組み合わせでかなり楽になり、予防にもなる。身体を温めることによって、気血水の滞りのない循環が促され、冷えから守られ、バランスのよい身体リズムを整えられることを理解してもらう。

　下半身、特に足首、膝を冷やすことによって腰痛が起こり、それが続くと風邪をひく。夏に風邪をひくとひどくはならないが、なかなか回復しづらく、風邪をひきっぱなしで秋を過ごすことになる場合が多い。そのようなとき、腰仙関節から上、ツボで言うと関元俞、大腸俞あたりに前もってカイロを貼っておくこと。

　また、女性に多い生理痛、生理不順は夏こそ深刻で、しっかりと対処しないと頭痛、肩こりの慢性化を促してしまう。下腹部、つまりツボで言うと関元、中極、曲骨にカイロを貼る。ちなみにカイロは必ず下着の上から貼ること。また、冷え症のひどい人は、腹部と腰部のツボを使い、カイロとパッチ鍼を併用する。このとき、必ず三陰交か足三里にパッチ鍼を貼っておくと効果的だ。

食事のとき、温かい番茶などを間に飲むことがかなり予防につながる。私も30年以上それを続けている。ちょっとしたセルフケアで、病気をこじらせないときもある。
　夏に被る不調は、仕事に対しての意欲もかなり低下させてしまう。そして、腰を悪くしたままでいると思考能力も鈍り、「鬱」状態に陥ることさえある。気をつけなければならない。
　夏の冷えをあなどってはいけない。身体を温めよう。
　夏こそカイロを使用する。
　そして、夏が終わると、厄介な「鬱」が待っている。五月病と言われる「鬱」と秋に陥る「鬱」とは違う。秋の「鬱」は、夏の不養生、腰の無防備から起こる腰痛、風邪が要因である。腰の周りの深い所に入り組んだネチネチしたコリが手に伝わる。ツボにはびこる「しがらみのコリ」とでも言おうか、はりを通すと生活のストレスが浮き彫りに観えてくる。
　いずれも身体機能のレベルが低下していることの表れだと思う。これは、胃潰瘍や糖尿病、あるいは骨折というような、器質的な個々の疾病や怪我とは全く違う。もっと根本的な、身体全体にかかわる問題だ。こうした身体を、私は「鬱の身体」と呼ぶ。
　精神に鬱があるように、身体にも鬱がある。気血がうまく循環しないで滞ってしまい、生活をするうえで、また仕事をするうえで身体が正常に機能していない状態である。身体の鬱は、ストレートに鬱病に結びつくとは限らない。しかし、働くべき組織の動きが鈍く、内臓を保護する筋肉の活動が不十分で、臓器自体も機能しにくい状態であり、その結果、血の流れが緩慢になって代謝がスムーズに行われず、血液がドロドロになりやすい。きわめて不健康なコンディションである。

このように身体の組織が鬱になっている人が、ここ数年、非常に多いのである。そして、精神的な鬱も身体組織の鬱も、いざ治療してみると密接な関係があることが分かる。悪い意味で、2つの作用が影響し合ってしまうようだ。

　臨床経験から、そういう人は腰が悪い。そして、腰の悪い人は「鬱」になりやすい。生活、仕事における環境と人間関係でのストレスが、身体機能を不調にさせる。つまり、自律神経のバランスを崩し、「鬱」になりやすい。セルフケアを促すことによって効果を確かめることは、治療家にとってかけがえのない学びとなる。

　耳の周りには身体機能を調整するツボがたくさんあり、耳を折ったり、引っ張ったりするだけでも効果がある。乱視の人も要注意。爪を立てて角孫を強めに押すと、視野が広がり楽になる。また症状を観て、風門、肺兪、大椎、大腸兪、関元兪、仙腸関節、腰仙関節のあたりのツボを選んでカイロとパッチ鍼を貼り、セルフケアができるように指導する。

　病気を治すことも才能の一つ。

　患者さんの治ろうとする才能を引き出すことが鍼灸師の大切な役目である。

　才能と才能の交換だ。

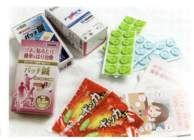

パッチ鍼とカイロ

弐拾壱

# 即興治療

私の患者さんのなかには、クリエイティブな仕事に携わる人たちが何人もいる。その方たちに何年もの間、鍼灸施術をさせていただいている間に、自分自身の鍼灸施術の核心に触れられることがいくつもあった。

　ものをつくる人は、頭で考えつつ、身体で考える。2つ同時に行動を起こさないと、ものは完成しない。例えば音楽、特にジャズにはソロでもセッションでも、即興で演奏がなされる場合がある。このとき弾く側は、同時に聴く側でもある。つまり、他のプレイヤーを納得させる演奏こそが、聴衆を満足させる。

　そういう舞台に、私自身何度も遭遇した。東日本大震災の発生直後から、私は毎月のように被災地に治療へ出向いた。「鍼灸は初めてだ」と言う人が大半で、それでも環境の変化、生活のつらさから身体中にストレスを抱え、治療を求める人ばかりだった。肩が痛い、頭が痛い、腰が痛い、膝が痛い。治療に際し、この人たちの抱える一番のつらさを取ってあげなくては、鍼灸の効果を実証することができない。そのために、短時間で至れり尽くせりの施術を行い、納得してもらうことができた。まさに、即興の鍼灸施術だった。その納得された治療によって、月一回の我々の来訪を心待ちにしている被災地の方々も増える一方であった。

　初めて施術を受ける新患の方に、鍼と灸と手で、少しでもいいから身体を楽にし、鍼灸の効果を納得してもらえるような即興治療ができないと鍼灸師は務まらない。そのためには、鍼灸師自身は柔軟な姿勢で、治療に臨みたい。それが「気を入れて治療すること」と「気をそらして治療すること」の使い分けである。

　気を入れても、気をそらしても効く治療ができなければならない。「気をそらして治療する」ということは、手を抜いたりいい加減に治

療をするということではない。集中力を高めて施術すると、ときには「重くなる治療」「重くなる鍼灸(はり)」になってしまうことが多い。そこで、気を入れて、集中力を高めるばかりの施術では効果が得られないことに気づく。なにより、そればかりやっていると、自分の身がもたないはずだ。

　治療院が忙しくなり始めた頃、お昼をとることさえもできないときがあった。まったく一人でやっていたので、お茶を飲む時間さえなかった。いつのときからかは記憶にないが、灸頭鍼の間にお茶を飲んだり、チョコレートをかじったり、おにぎりを食べたりしたことさえあった。そんな状況がしばらく続いたが、それでも効果のある治療はできていた。不謹慎な言い方かもしれないが、こうして「気をそらして治療すること」のパターンが自然と身についていったのかもしれない。今では「気を入れて治療をする」などということはなく、ほどよい気の加減で、ひとりでに手が動いているような状態になっている。手が患者さんの状況を自然に察知するようになると、よい効果を生む。

　コリはいっぺんに取らないように、はりは刺しすぎないように。この施術は7割ぐらいにし、あとの3割は患者さん自身の力で回復させるのである。定期的に鍼灸施術を受けている人への治療効果は、そうでない人に比べて多大である。

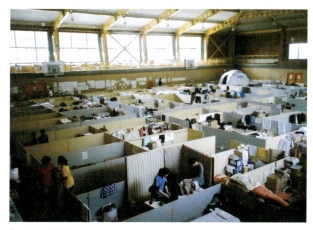

相馬市の避難所

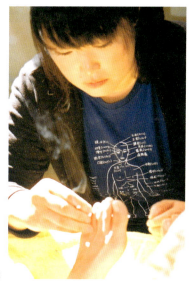

避難所で施術する、弟子の東美紗子氏

弐拾壱 即興治療

## 弐拾弐

# 初めの一歩を忘れない

今年も鍼灸専門学校の課外授業を持つことになった。いつも多くの生徒たちを前にして自分自身が何を話したら、この生徒たちは、鍼灸で人を治療する心構えを含めた技術的なことなどを理解してくれるのかと考える。そして、この生徒たちの初心は各々いかなるものなのか知りたい気持ちもある。
　「先生、ありがとうございました。『私は鍼灸をやっていたからこそ、ここまで長生きすることができた。先生にくれぐれもよろしく伝えておくれ』と母が申しておりました」と、この言葉をいただいてから、20年近く経った。長い間、私の鍼灸治療を受けていた患者さんの娘さんからの言葉だ。最近、この言葉とまるっきり同じ言葉を、20年以上通院されていた患者さんの家族からいただいた。
　またしても、私は考え込んでしまった。「治療を受けていたのに死んでしまった」「治療を続けていたからこそ、ここまで生きられた」。これらの言葉の大きな違いに直面したとき、どうすれば後者のような受け止め方をしてもらえるのだろうかと考える。それには、必ず初心、原点に戻り、初めの一歩はどうであったか追求することが必要だ。亡くなった患者さんに対して、もっとしてあげられることがなかったのか、精一杯自分の持っている力を出して施術をしていたか。治療がおざなりになっていないか、初めの頃の気持ちを常に考える。
　忙しくなったからといって、手を抜き治療をしていたら、すぐ患者さんに気づかれてしまう。真剣に丁寧に取り組み、鍼灸を受けてよかったと実感してもらえる、後悔のない治療をすべきだ。
　また、この時期になると鍼灸の専門学校では国家試験の合格率がどうであるかという話題が飛び交う。今の学校はどうも合格率を重視して、臨床実技の指導が欠けているような気がする。ここ一年で

も、何校かに呼ばれ、鍼灸の講義をして、そう強く感じた。実際、生徒に教えている専門学校の先生方が、鍼灸あん摩マッサージ指圧の臨床に携わっていないような気がする。免許を取らせるだけの資格取得学校になってしまっているのでは。以前、鍼灸について取材されたとき、私はこう答えた。「毎年、鍼灸の刺せない鍼灸師が続出ですよ」と。学校側では、どのような教え方をしているのだろうか。

　とにもかくにも鍼灸師であるのだから、人の身体にしっかりとはりを刺し、灸を据える生徒を育ててもらいたい。事故が起きる危険や火傷のリスクを背負わず、二の足を踏んでいるように感じる。基礎を重視した実技指導を真剣に試みれば、事故など起こるはずがない。「鍼灸で人を治療できるようになるのだ」と希望に燃えて入学してきた生徒に対して、積極的に技術と気構えを教えるべきだ。学校で教えている先生方も、初めはこの職業を全うしようと思ったに違いない。だからこそ、学校の先生方には、鍼灸を学び始めた頃の「はりを刺し、灸を据えることができるようになるのだ」というその初心を忘れずに、熱意を持って指導してもらいたい。

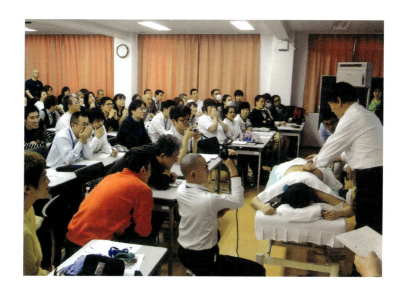

弐拾弐　初めの一歩を忘れない

## 弐拾参 科学的根拠がないのが鍼灸施術

本当に学ぶことは尽きることがない。臨床に携わる者は、特に鍼灸師は一生稽古が必要だ。実際の臨床を鑑みると、さまざまな問題が山ほどある。
　しかしながら、一つひとつこなし、身につけ、邁進する以外に方法はないのだ。ここ数年、私は、鍼灸学校で実技を含めた講演を行ってきた。
　鍼灸をこころざす者を通じて、世間一般に一人でも多くの人に鍼灸のよさを理解してもらうために書籍を出したり、マスコミに出たりして行動を起こした。そこには、必ず東洋医学と西洋医学との狭間の壁があった。「鍼灸は科学的根拠がない……」と片づけられてしまうことだ。
　計り知れない世紀、年月を経て、現代に受け継がれて、なおかつ、生きている東洋医学には科学的根拠がないのが当たり前だ、と私は思う。西洋医学と違い、はっきりした数字的なデータがないからだ。
　近年、音楽家の人たちと話す機会があった。音楽の世界も西洋、東洋、民族音楽など多くの分野に分かれていても、音楽が老若男女の人のこころを癒すということにおいては、鍼灸施術の効果と同じだ。そこには科学的根拠など一つもないのだ。
　今我々の生活において健康的な生き方が進化しているかもしれないが、身体のつらさ、疾病もすごい勢いで進化しているに違いない。一昔前の抗生物質が効かないように……。実際、西洋医学からの鍼灸に対してのバッシングも多い。古典的な意味での鍼灸施術が通用しないときもある。
　私は自分の臨床において、患者さんからの教えがすべてだと思っている。人間の営む生活、生き方には限りなく、理解の及ばないことが多すぎる。それをどのように伝えればいいのかということにも

直面している。

　鍼灸学校の授業で禁忌とされている手技が、実は効果絶大なことがたくさんある。肩関節・手関節・膝関節・丘墟から商丘への足関節通しなど、日常の患者さんへの施術法で威力を発揮している。そこには事故などという言葉は一つも出てこない。

　厄介な緑内障も、腰を整える鍼灸施術で悪化せず、現状維持で生活している人が数人いる。腰と眼の関係について、また科学的根拠がないと言われるだろう。しかし、鍼灸の対応は、限りなくあるのだ。患者さんの疾患に対し、私たち鍼灸師の施術法も日々進化しなければならない。これからは古典的な経絡治療に加え、より一層新たなる治療法を組み込み、あの手この手で施術する「ハイブリッド鍼灸」を駆使しなければならないのかもしれない！

　例えば、ある患者さんの特定の部位には金鍼を使うとか、直接灸を通常よりも壮数を多く、部位も広範に据えるとか、小児鍼法のかき鍼を大人にも使ってみるとか、他にも古代九鍼や打鍼などなど、数え切れないほどの治療法が存在する。自分で学んだ治療法とそれらを組み合わせて駆使・実践することだ。

　鍼灸は自信をもって刺(は)す。

　こころは自信過剰にならぬこと。

　自分の施術に陶酔しないこと。常に謙虚。

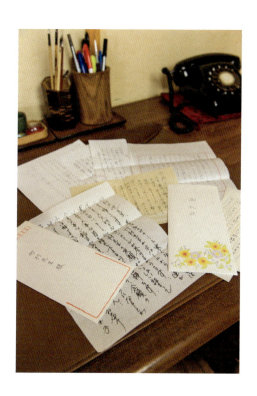

弐拾参　科学的根拠がないのが鍼灸施術

# 第2部 はり100本 臨床編

基本治療はどのような患者さんに対しても必ず行う。身体が整っていき、よくなる過程または回復していく過程を患者さんに確実に納得してもらい、患者さんとのしっかりとした信頼関係を結ぶ「架け橋」となる。基本治療を行うことによって、こみいった疾病に対しての施術の糸口を明確につかむことができる。この治療を定期的に受けているだけでも、人間が本来持っている自然治癒力、免疫力を目覚めさせ、生活・仕事に意欲的になり、質のよい生き方ができる。

　鍼灸師は互療を行い、一つひとつを確かめ合い、自分が打つはりと据える灸をしっかり味わい、手に収めて育てていかなければならない。基本治療を身につけることが、自信を持てる施術への初めの一歩で、まさに「鍼灸の証明」でもある。

## 五感の総動員

　基本治療は、実際に患者さんに鍼灸施術をすることのみではない。患者さんがどのような出で立ちをして、どのような動きをしているか、全体を観ることから始まる。服装の色合い、身につけているもの、ボタンを外す手の動き、ネクタイ・下着を外すとき、どちらの手でどのような動きをするか……。このような細かいことも自然と観ることができるようにする。つまり、臨床家としての五感を総動員させて、患者さんのシルエットを読み取る。ベッドに上がった患者さんについても、部分的ではなく必ず全体を観る。主訴を聞いてもそれにとらわれず、自分自身の四診で施術のリズムをつくる。

　治療は週一回で3カ月を一サイクルとしているが、そのなかでも治療回数を重ねるごとに、患者さんの服装や色合いの変化なども、患者さんの体調の変化と合わせて確認しておく。患者さんの声のトーンや体臭にも、気をつけること。

## 立ち居振る舞い・タオルさばき

　施術を進めていくうえで、施術者の身体の構え、位置なども重要である。移動時には、極力患者さんの足側を通り、頭側に回りこまないこと。

　特に女性の患者さんの場合、タオルさばきは重要。患者さんには、パンツ一枚の状態で仰向けになってもらう。ほとんど裸の状態なので、患者さんに不安を与えないように、また身体を冷やさないためにも、大タオルを下半身にかけ、胸に小タオルをかける。目を覆うように、鼻から上にさらしをかける。

## 取穴部位

　本書のなかで挙げる取穴部位は標準経穴部位と完全に一致するわけではなく、実際の臨床では患者さんに応じて取穴する。同様に、筋肉名や用鍼、刺入深度、刺入角度なども患者さんによって変化する場合がある。

　身体が改善されていったら、ツボの位置も変わる。鍼灸施術で取穴は大切なことだが、ツボは人それぞれによって微妙に違い、季節によっても変わる。もっと言えば時代や社会によっても、同じツボであっても部位は異なるだろう。現代は自然環境が悪化し、社会情勢がますます複雑になっている。その分だけ、人間の身体に現れるツボもまた入り組み、頑固になり、つまり悪くなっている。

　私は、健康な人にはツボがないと思っている。何か身体に異変が起こると、ツボが出てくるのでは。施術していくうえで、私にはツボが見えてくる。

## 三焦の脉

　「竹村、この脉を観なさい。『ドン・ドン・ドン、ドン・ドン・ドン、ドン・ドン・ドン』。これが三焦の脉だよ」と、師が生前に何度か言われた。いつ頃からだかは定かではないが、私のはりの弾入のリズムが、なんと三焦の脉のリズムと同じだということに気がついた。患者さんに鍼灸施術を

して身体を整える際、三焦の脉に導くことが治癒につながると確信を持った。この基本治療は、患者さんを治癒に導くための、初めの一歩だ。

## 「トン・トン・トン」

鍼管は極力やわらかく持ち、同じ圧、同じ速度で「トン・トン・トン」のリズムで鍼管を打つ。一回の「トン・トン・トン」で切皮ができず鍼管から鍼柄が出ている場合は、もう一度「トン・トン・トン」のリズムで弾入を繰り返す。

初めの一刺しが大切だ。自信を持って施鍼すること。施術者がはりを刺すことに不安があると、必ず患者さんに気取られてしまう。

## 一挙動

この治療はツボにお伺いをたてて、気の通るはりを刺す。そのために、精確な取穴はもちろん、刺鍼の際の弾入のリズムと押手が重要だ。

取穴し、押手をつくり、鍼管を真上から垂直に当て、「トン・トン・トン」と弾入し、鍼管を抜き、刺入して気を伺い、抜鍼。この一連の動作を「一挙動」とし、無駄な間と動作を取らずに行うこと。

切皮の際、鍼管が浮かないよう、また強く押しつけないよう、刺入時の押手の加減も非常に大切だ。刺鍼・抜鍼は同じ速度で行う。

## 息は止めない

施術者は、呼吸は常に一定。施術時の自分の呼吸法をつくるのも大切だ。脇を締めて治療すると、力が入ってかたいはりになってしまう。自然な体勢をつくるために脇を開けること。

患者さんには、呼吸について吐くのが得意な人もいれば、吸うのが得意な人もいる。それぞれの患者さんの呼吸に応じて刺鍼する。このことは、補瀉にも関係する。集中してはりを刺すと、時には重くなってしまうこと

がある。施術のリズムと患者さんの呼吸が合えば、負担をかけずに済む。「気を入れて治療すること」と「気をそらして治療すること」を身につけ、学ぶことが大切だ。

## 手づくり

　私は5000mの地をよく歩く。お坊さんたちにも、鍼灸施術をする。あるとき、リンポチェ（高僧）からお数珠をもらった。と同時に、そのリンポチェは私の手をそっと握ってくれた。その瞬間私は、このような手を持ちたい、と思うほど衝撃であった。想像した。お経をあげるとき、いつでもこのお数珠を手にしているのだと思った。日本に帰り、偶然ある著名な医者にそのことを話したら、「手の中でお数珠を転がすと、手の感覚が非常によくなるのですよ」と言われた。それ以来、鍼灸をこころざす若者たちにチベットから持ち帰ったお数珠を土産として渡し、手をつくりなさいと言っている。

　自分の按摩の師である井上良太先生は、「一日3000回、軽擦しなさい。そうすれば必ず神様が治療家の手にしてくれます」とおっしゃった。また、揉んで揉んで揉み抜いて稽古さえしていれば、手の感覚はどんどんよくなり、手に気が集まるようになる。要するに「手に目をつける」。気の通る鍼灸を刺せる手、脈を観る手、お腹を観る手をつくる。なんでも触ってみる。なんでも刺してみる。感性の持てる「手づくり」を心掛けるのだ。

---

**編注**

・写真内で使用されているはりは、刺鍼部位を示すためのものである。また、部位が分かりやすいように、特記がない限りは紫色の鍼柄のはり（セイリン製寸6-5番）を使用している。単刺（速刺速抜）か置鍼か、実際の用鍼については写真に対応する本文を参照されたい。

・各疾患別の治療は、すべて基本治療の流れ（「仰向け（1回目）」→「うつ伏せ」→「仰向け（2回目）」）のなかで行う。「仰向け」「うつ伏せ」など、基本治療中のどの体位で、疾患別治療を行うかは小見出しで示している。

## 使用するはりと艾の一覧

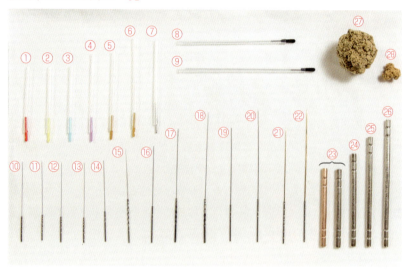

①寸3-1番（セイリン製）
②寸3-2番（セイリン製）
③寸3-3番（セイリン製）
④寸6-5番（セイリン製）
⑤寸6-8番（セイリン製）
⑥2寸-8番（セイリン製）
⑦寸6-5番（セイリン製、灸頭鍼用）
⑧2寸5分-10番（セイリン製）[※1]
⑨3寸-10番（セイリン製）[※1]
⑩寸6-10番（大宝製）
⑪寸6-12番（大宝製）
⑫寸6-13番（大宝製、特注）
⑬寸6-14番（大宝製）
⑭寸6-9番長柄鍼（大野製）
⑮2寸-17番（大宝製）[※1]
⑯2寸-10番（大野製）
⑰2寸5分-20番（大宝製）[※1]
⑱3寸-20番（大宝製）[※1]
⑲2寸5分-15番（大野製）
⑳3寸-15番（大野製）
㉑金鍼2寸5分（青木製）
㉒金鍼3寸（青木製）
㉓鍼管寸6（左はピンクゴールド、他はホワイトゴールド）
㉔鍼管2寸
㉕鍼管2寸5分
㉖鍼管3寸
㉗禄艾（灸頭鍼用）
㉘点灸用艾

※1　主に灸頭鍼で用いる。
※2　大野製と青木製は特注。

# 1 身体を整えるための基本治療

## ■ 仰向け（1回目）

### ①刺鍼部位をアルコールで消毒し、触診する

　施術者から見て、向かって左が患者さんの頭、右が足になるよう位置を取る。患者さんの脈が速いか遅いか、強いか弱いかを確認する。次に腹部を手掌で触れる**（図1）**。中脘、関元、左右の天枢周辺の、硬結や緊張、ガスの確認をする。

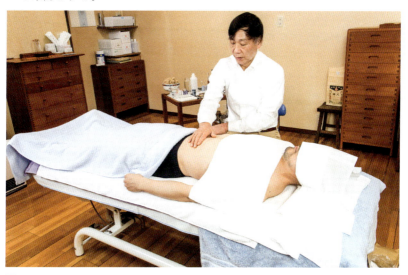

図1

　患者さんの全体の肌の色、つやを視覚で確かめる。左右のつま先の開き具合から、足首の柔軟性の左右差を確認しておく。特に腰のバランスの悪い患者さんは、つま先が開いている場合が多い。足先の冷たさ、湿り気も確認する。時によっては、百会周りのブヨブヨ感（硬いか柔らかいか）な

ど、全体を観る。

### ②手部の刺鍼

　寸6-10番～14番で右の外関、曲池、手三里の順に刺鍼する(図2)。外関は鍼体の3分の1、曲池・手三里は鍼体の3分の2刺入する。終わったら、左手も同様に刺鍼する。

　なお、各体位で一番初めに打つツボを「取り出し口」と呼ぶ。したがって、外関は、最初の仰向けでの取り出し口である。

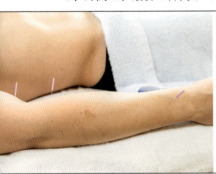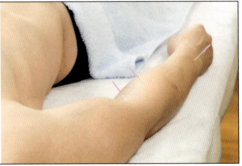

図2

　まず外関から刺鍼をスタートするのは、患者さんの緊張をやわらげて円滑に治療を進めるため。いきなり腹部や腰部に刺鍼するよりも、胃腸の働きがすみやかに活発になる効果がある。外関は内関に向けて、曲池と手三里は、肺経から大腸経に向けて腕橈骨筋を削ぐようなイメージで刺鍼する。刺入箇所は肘窩横紋から、それぞれ上下1cmのところ。

### ③腹部の刺鍼

　中脘、天枢、関元、中極、水道、梁門に刺鍼する(図3)。刺入深度はそれぞれ鍼体の3分の2。

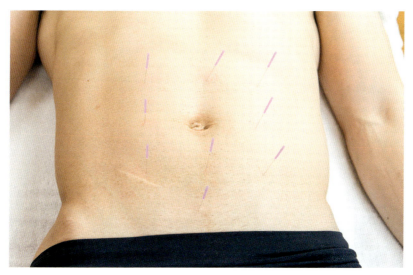

図3

## ④胸部の刺鍼

　季肋部（ツボでいうと、かつての期門や現在の不容のあたり）に45度の斜刺で、弾入程度の刺鍼をする**（図4・図5）**。

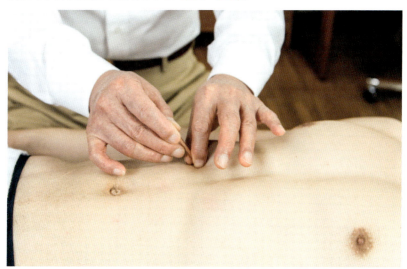

図4

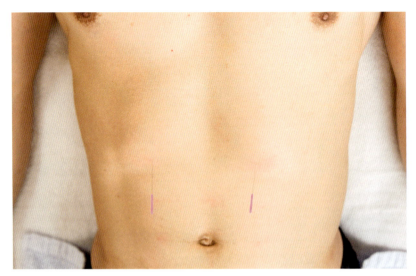

図5

　膻中に5mm程度横刺し、鳩尾に弾入程度刺鍼する。膻中と鳩尾の刺鍼は必ずセットで行う**(図6)**。女性患者さんの場合、膻中の取穴部位が男性とは異なる（以後、これを「婦人膻中」と言う）**(図7)**。

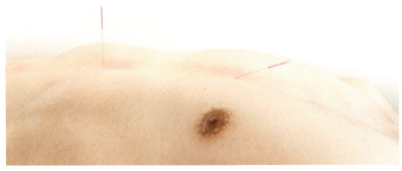

図6

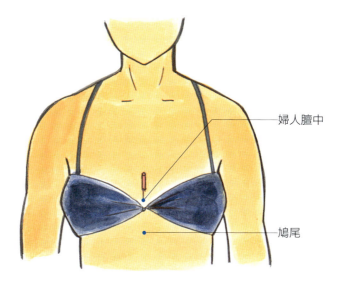

図7

雲門には、肩関節にはりを入れるような感覚で、鍼体の3分の1程度斜刺する**(図8)**。

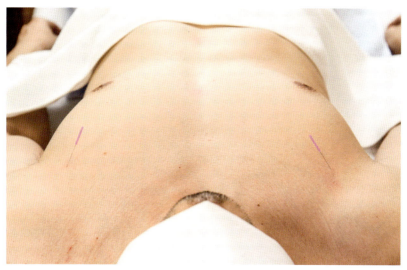

図8

1. 身体を整えるための基本治療

## ⑤頭部・頚部の刺鍼

百会には地面に向けて、7〜8mm刺入する**(図9)**。なお、百会に刺鍼すると頭皮の脂ではりがなまりやすいので、抜鍼後にアルコールで拭くか新しいはりに替える。

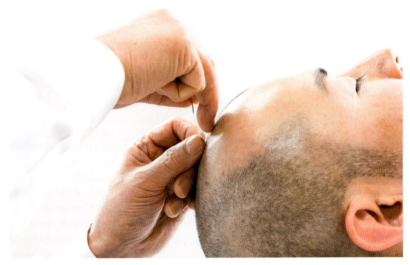
図9

扁桃腺に弾入程度刺鍼する**(図10)**。深く刺すと、尿の出が悪くなるので注意する。

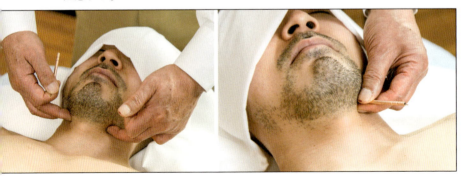
図10

胸鎖乳突筋を削ぐように、扶突に鍼体の5分の4刺入する**(図11)**。刺入時は押手の人差し指と中指で皮膚をつまむ**(図12)**。

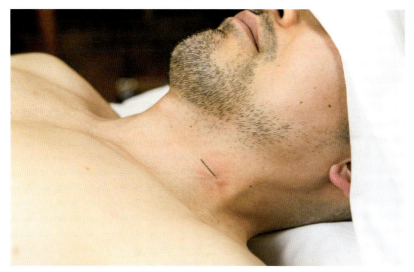

図11

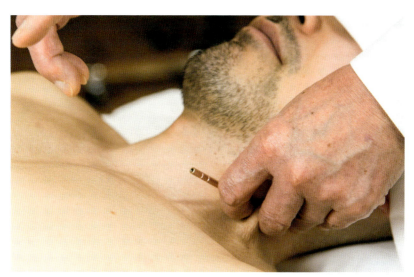

図12

## ⑥足部の刺鍼

足三里は、胃経と胆経を削ぎ落とすように、鍼体の3分の2刺入する(図13)。三陰交へ鍼体の3分の1刺入する(図14)。

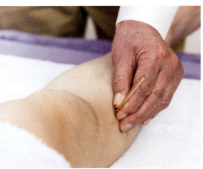
図13

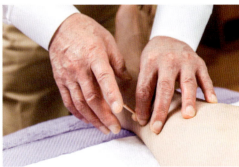
図14

## ⑦腹部の触診

腹部の硬結や緊張、脉などに変化があったかどうかを確認する。

■ うつ伏せ

### ①体位を調節する

うつ伏せになる際に、胸に枕を添え、足首が浮いている人には足にも枕を入れる。このとき、患者さんの姿勢を把握する。腕を上に持っていく人、ベッドから垂らす人、後ろに持っていく人、顔を横に向ける人、さまざまであるが患者さんの楽な姿勢のまま治療する。

刺鍼部位をアルコールで消毒し、殿部の上方から胃倉のあたりまでの腰部の肌の色や硬さを確認する。

### ②腰部・肩背部の刺鍼

腰の取り出し口である環跳に、「逆ハの字」になるような角度で鍼体の5分の4刺入する(図15・図16)。

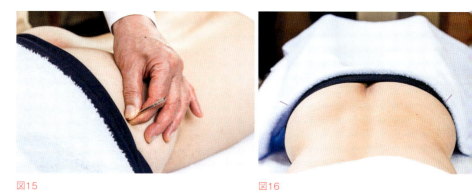

図15　　　　　　　　　　　　　　図16

　大腸兪、腎兪、胃兪の順に、それぞれ鍼体の3分の2刺入する。腰は一穴一穴、左右交互にバランスよく打つこと。ひどい腰の人は関元兪に打つと緩みが速いが、第一鍼のときに打つと痛みが強いので、大腸兪を選んでいる。痛みで緊張して第2鍼が打ちにくくなるからだ。

　膈兪に45度で斜刺する**(図17)**。特に膈兪は腰痛や肩こりの起点になることが多く、手仕事に携わる人やバネ指など指先の疾患を持つ患者さんに効果的である。

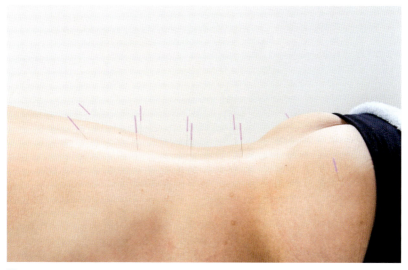

図17

1. 身体を整えるための基本治療　117

肩甲骨内縁に4点を取る。取穴は、上角から肩甲棘内端あたりに小指、肩甲骨下角に人差し指を置き、中指、薬指を等分に置いて取る（図18）。それぞれ肩甲下筋を削ぐように横刺する（図19・図20）。

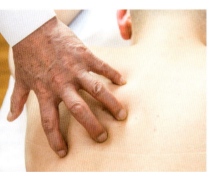
図18

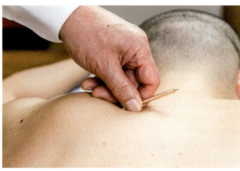
図19

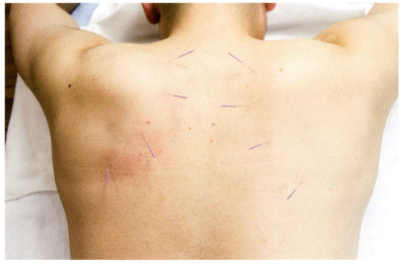
図20

臑兪（肩の取り出し口）に鍼体の5分の4刺入する（図21）。

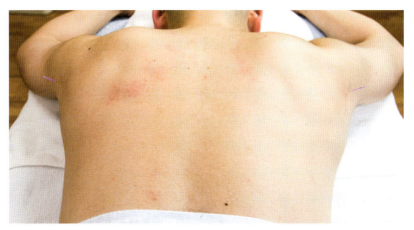

図21

### ③頚肩部・頭部の刺鍼

　肩井から脊柱に向かって水平に3点、等間隔で刺鍼する（図22）。刺入深度は鍼体の3分の2。刺鍼時は、人差し指と中指で肩の肉をつまんだ押手をつくる（図23）。頚肩部への刺鍼は、必ず地面に対して垂直に打つこと。

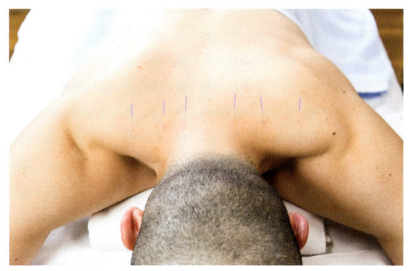

図22　肩峰と大椎を結んだラインより頭寄りに刺鍼すること

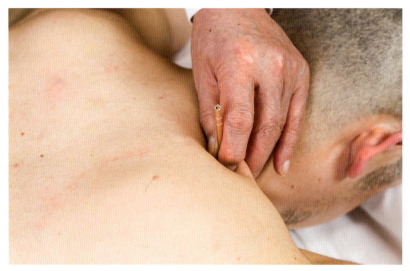

図23

　同側の眼球の方向に向けて、天柱に鍼体の3分の2刺入する**(図24)**。天柱あたりがこぶのように膨らんでいる中年男性が多いが、その場合は、こぶ状の盛り上がりを削ぎ落とすように刺鍼するとよい。

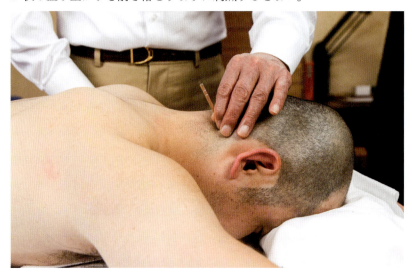

図24

天柱からまっすぐ下ろした線上に2点、地面に対して垂直に、鍼体の3分の2刺入する(図25)。ここまで打ってきたはりの効果をこなれさせるため、百会に弾入程度で刺鍼する。

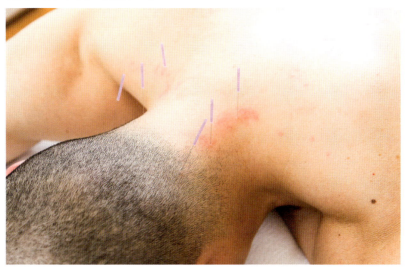

図25

### ④足部の刺鍼

　同側の下委中、承山、崑崙の順で刺鍼する(図26)。下委中に、鍼体の2分の1刺入。委中は非常に響きやすいので直接の刺鍼は避け、同様の効果を得るために委中より下にずらした部位を取る。承山は少し足首側寄りに取り、鍼体の2分の1刺入する。崑崙はやや膝側寄り、触って柔らかい部位に取って、地面に対して垂直に鍼体の3分の1刺入する。

　足へのはりで、患者さんが強い響きを感じた場合は、反対の足の刺鍼を先に行い、終えてから元の足に戻り、再度同じところに刺鍼すること。

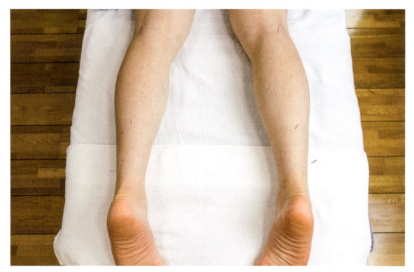
図26

#### ⑤腰部への「2+6」の長鍼

　ここから2寸5分または3寸-15番の大野の鍼に持ち替えて、取り出し口の環跳と、大腸兪、腎兪、胃兪の順にp.117と同じ要領で、鍼体の3分の2刺入する。この環跳の2本と腰の6本は非常に大切で、身体を整えるための決め手となる。

#### ⑥置鍼と灸頭鍼

　小腸兪に2寸5分ないし3寸のはり（初心者は大宝20番でも可）を斜刺、胃兪のやや下方には2寸-8番を鍼体の3分の2斜刺し、置鍼する（図27）。痛みやつっぱりが坐骨や膝まで及んでいる人が多いので、その場合は環跳に必ず3寸または2寸5分を置鍼する。

　同時に、肩の張りの強い人には、うつ伏せ時に打った肩井含む水平3点のうち、最も内側の点に寸6-8番を、天柱に寸6-5番を、それぞれ鍼体の3分の2刺入し、置鍼する（図28）。

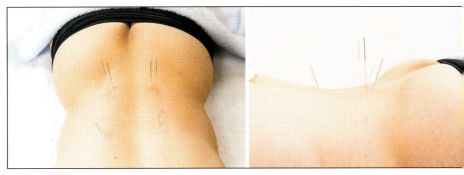

図27

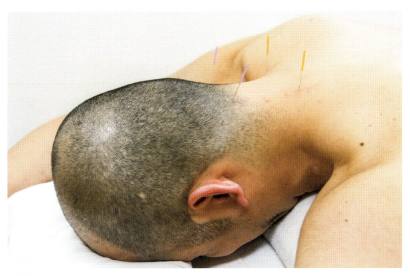

図28

　置鍼した状態で灸頭鍼に入る。灸頭鍼は2壮据える。関元俞に3寸のはりを刺入し、女性の場合は三陰交、男性の場合は承山に2寸5分のはりを刺入する。灸頭鍼には主に大宝のはりを用いる。初診の患者さんにはセイリンの3寸もしくは2寸5分-10番を使うようにしている。いずれも鍼体の3分の1刺入する **(図29)**。

　さらに、足が冷えている場合は湧泉に寸6の鍼管で2寸のはりを弾入す

る（p.153「冷え症に対する治療」参照）。関元兪の3寸**（図30）**、承山**（女性の場合は三陰交。図31）**の2寸5分に艾を取りつけ、灸頭鍼を行う。点火はすばやく、燃え尽きるのができるだけ同時になるようにする。灸頭鍼中は、万が一落下して患者さんに火傷をさせてはいけないので、艾から絶対に目を離さないこと**（図32）**。また、懐紙を入れて、温度調整を行う。

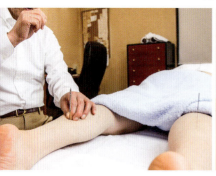

図29

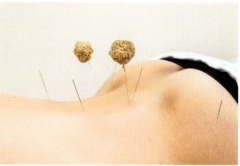

図30

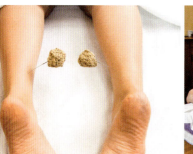

図31

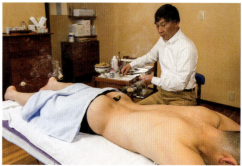

図32

　このとき、さらに追加として鬱、女性のイライラ、偏頭痛がある場合には百会に2寸-8番を鍼体の3分の1刺入し、置鍼する。また、気管支疾患は大椎に寸6-5番を垂直に、鍼体の3分の1刺入し、置鍼する。仕上げに直接灸を行う。

### ⑦灸頭鍼のつけ方・火のつけ方・燃え尽きた艾の取り除き方

艾は袋などのなかで、手で掻いてあらかじめ空気を含ませてほぐしておく。その際、艾をつかんだり、握ったりして、手の脂をつけないようにする。

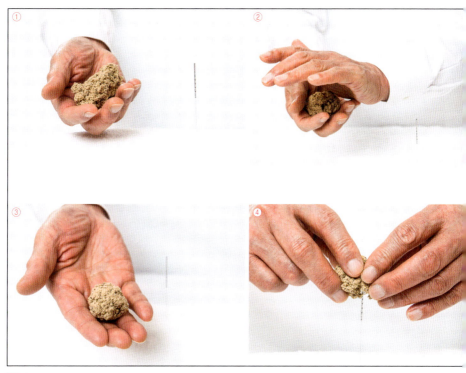

図33

艾を適量取り、丸めやすくするためにふわっと握る（図33①）。艾をつぶさないように優しく丸める（図33②・図33③）。艾の上部を支点に5分の4程度割り、鍼柄が艾の中心に来るように被せる。このとき、艾がはりから落ちないように、鍼柄に吸いつくように、きゅっと締める（図33④）。

まんべんなく燃えるように、艾の真下から点火する（図34）。自分の手元でライターの火をつけてから、患者さんの身体の上へ移動すること。艾が燃え尽きてから、2壮目の艾を丸めて片手に持ち、もう片方の手で「UFO

キャッチャー」のように上からつかんで取り除く**(図35)**。2壮目の艾を、一壮目と同じように取りつけ点火する。

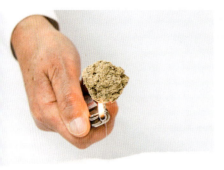
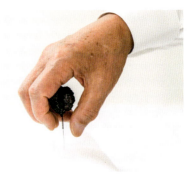

図34　　　　　　　　　図35

## ⑧灸頭鍼の抜鍼手順

　片手にピンセット、もう片方の手にアルコール綿を持つ。抜鍼の合図として患者さんの身体に軽く触れる**(図36左)**。刺鍼部に2本の指を添え、ピンセットとはりが垂直になるように鍼柄をつまみ、刺入角度と同じ角度で抜鍼する**(図36右)**。灰受けの縁で、灰をこそぎ落とす**(図37)**。鍼柄をアルコール綿で拭う。

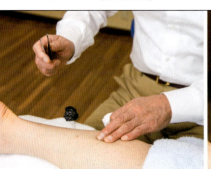
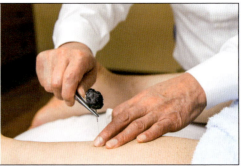

図36

抜鍼の順番は、足の灸頭鍼を抜いてから頚部の置鍼を抜き**(図38)**、その後、腰の灸頭鍼を抜く**(図39)**。

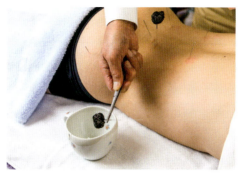

図37

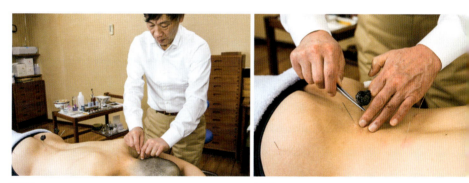

図38　　　　　　　　　　　　　　図39

## ■ 仰向け（2回目）

### ①腹部への仕上げのはり

　脈と足の開き、中脘の硬結を確認する。

　大野製もしくは大宝製の2寸5分を用い、中脘に鍼体の2分の1、中極に5分の4刺入する。中脘に硬結があるときは、直接硬結をめがけてはりを打つ。硬結の浮き方によって、鍼体の3分の1から3分の2刺入する**(図40)**。

　中脘と中極の刺鍼は響くが、利尿作用抜群で身体の水はけをよくする。場合によっては、金鍼を使うこともある。この2本のはりは、腰の「2+6」

の長鍼と同じくらい大切な、関先生直伝のはりである。

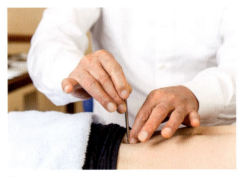

図40

### ②顔面部の刺鍼

　太陽よりも少し下方、目尻（外眼角）の高さの部位と、眼窩と眼球の間、前頭切痕より眼球寄りの部位に、地面に対して垂直に寸6-3番を刺鍼する**(図41)**。刺入深度は弾入程度でも効果がある。このとき、押手の人差し指で眼球を避けること。この部位へのはりは、視野を広げ、眼圧を下げて精神を落ちつかせる効果を期待できる。また、産前産後の体調を整える大切なはりでもある。

　むくみがひどい患者さんの場合は青タンができやすいため眼窩刺は避け、角孫から側頭筋を削ぎ落とすようなイメージで、寸6-5番を地面に対して垂直に鍼体の2分の1刺入する。また、耳たぶの付け根、または翳風に、寸6-5番を刺入する。

### ③基本治療の終わりに

　足の開きのバランスを観て、中脘の硬結、脈の状態を確認する。
　施術後、入浴して身体を温めると急激にはりがなじんでしまう。そのため、一晩よく眠ってから入浴するよう勧める。

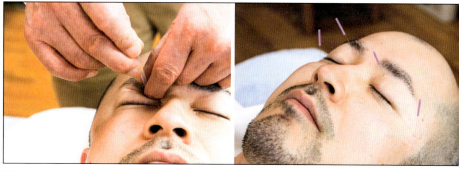

図41

### 【 補と瀉 】

　課外授業で、学生に「これは補ですか？　瀉ですか？」と聞かれることがある。学生や鍼灸師になりたての人は、この言葉を使いたがる。患者さんの前で補法や瀉法、虚や実という言葉を安易に使うべきではないし、ツボ名や経絡名さえも振りかざすのはよくない。患者さんの知らない言葉を使うと、不安にさせ、迷わせてしまうからだ。

　施術において、補法・瀉法は安易に定められないことが臨床の経験から判断できる。虚症・実症に対しても、幾通りもの組み合わせがある。

　それは同じ症状、同じ主訴でも10人が10人、100人が100人、微妙に違うことが分かる。補瀉の使い分けは、その人その人によって違うことは明確で、それによって取穴する部位も使用するはりの太さも長さも変わっていく。いちがいに定められるものではない。施術者の手が整っていさえすれば、補と瀉の判断は、自ずと手がしてくれる。補のなかに瀉があり、瀉のなかに補がある。

　頭で考えて鍼灸(はり)を打つのではなく、脈を観て、お腹を観て、それぞれの患者さんの体調・気血水の滞りを把握して、リズムに沿って治療していく。

　この鍼灸(はり)さえ身につけたら、経絡に基づく施法がよく分かる。鍼灸にはさまざまな考え方のグループがあるが、どの考え方にも適用する鍼灸の根幹が「はり100本」には含まれている。

1. 身体を整えるための基本治療

## ② 肩の疾患に対する治療

　3.11東日本大震災後、初めて避難所に行ったとき、鍼灸に対しての理解がほとんどないことが分かった。「鍼灸が怖い」という人ばかりであった。

　そこは漁師の町で、仕事柄、肩を痛めている人が多かった。何人かの人にあん摩マッサージ指圧をしていたところに、腕が挙がらないという50代の女性がみえた。かなりひどい状態だったので、座った状態で肩関節にはりを刺したところ、一気に手が挙がるようになり、「腕が挙がるようになったべさ！」と叫んだ。そのひと言で周りの人が驚き、治療施設に次々と人が集まった。

　肩の治療の場合、ひどい人はうつ伏せにも仰向けにもなれない場合があるので、まず座った状態で肩の痛みを緩和してから基本治療に入る。

　四十肩や五十肩の場合は、肩関節への刺鍼によって画期的に治る人と年数を要する人がいて、患者さんによって予後がかなり異なる。また、片方の痛みが取れたら、反対側に痛みが移ることがある。施術者・患者さんともに根気よく治療していく必要がある。

　腕を挙げるのが痛いか、下げるのが痛いかを確認する。ネクタイや下着を外すときに痛んだり、下着を一人で取るのが困難な人もいる。患者さんが服を脱ぐ様子から、どこの部位に痛みが出ているか。また、動かすと痛いのか、じっとしていても痛むのか、痛みの程度を確認する。

　痛みが肩関節に限局している場合は比較的治りが早く、はりで治療する。痛みが三角筋全体と肩全面に広がっている場合は、はりと灸を併用する。直接灸は非常に気持ちよく作用する。胃倉の上下につらさが出たら、改善している証拠とみる。

## ■ うつ伏せ

　肩の痛みの部位、程度を判断し、痛みにより片方の肩がベッドから浮く場合は、枕やタオルで肩の位置を調整する。場合によっては、ベッドから腕を垂らした状態（患者さんの楽な姿勢）で施術する **(図42)**。

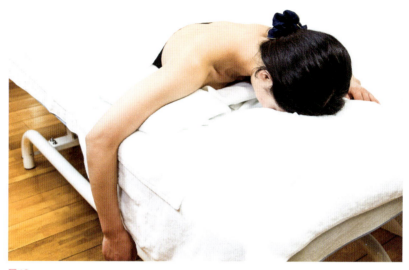

図42

基本治療に加えて、天宗を内側から外側へ向けて斜刺し、三角筋を削ぐように数点刺鍼する**（図43）**。

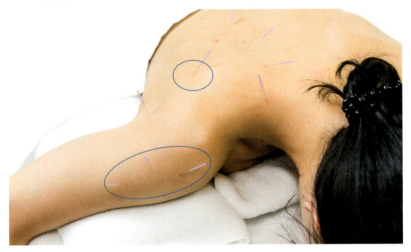

図43

## ■ 仰向け（2回目）

　下着が外せない、腕が挙がらないなどの症状がある場合は、結節間溝に痛みが出ているとみられる。2寸-8番を用いて、肩髃、結節間溝、三角筋に刺鍼する**（図44）**。

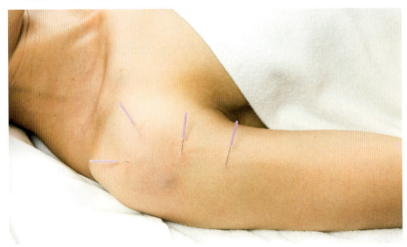

図44

第2・第3肋間の肋間筋に寸6-5番で横刺する(p.169「喘息・気管支炎の治療」参照)。また、はりをこなれさせるために左右の合谷にも刺鍼する。
　結節間溝に硬結や痛みがある患者さんには、結節間溝に灸頭鍼をする(図45)。自宅では肩関節の前面と後面に使い捨てカイロを貼るのもよい(図46)。

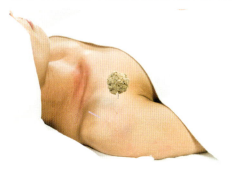

図45

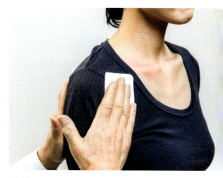

図46

　指先まで症状が及んでいる人は重症のため、腕神経叢を狙う。斜角筋周辺に刺鍼し、響かせる(図47)。その際、顔を横に向けて首筋を緊張させるとよい(図48)。気胸になる恐れのある部位なので、取穴や刺鍼は丁寧に行う。高度な技術かもしれないが、非常に効果がある。

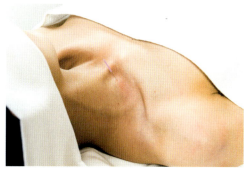

図47

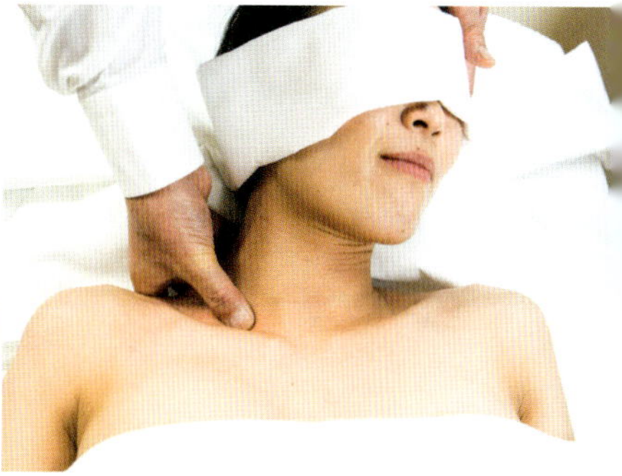

図48

2. 肩の疾患に対する治療

腋窩中央を母指圧迫(図49)した後、寸6-5番を刺入もしくは置鍼する(図50)。

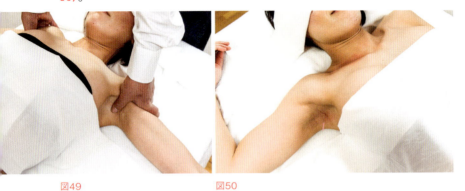

図49　　　　　図50

## ベッドに座っての治療

臑兪、膏肓、天宗の3点に2寸5分で刺入する。臑兪は肩関節に向かって直刺。膏肓は肩甲下筋に効かせるように横刺。天宗は、棘下筋に効かせるように横刺する(図51)。

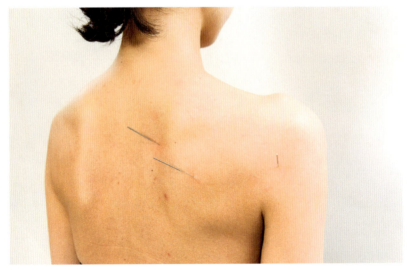

図51

2寸5分のはりを使って、肩峰周囲から三角筋を削ぐように刺鍼する(図52)。さらに重症の場合は、腋窩横紋後端に取穴し、肩関節に向けてやや上方向きに刺入する(図52の矢印参照)。

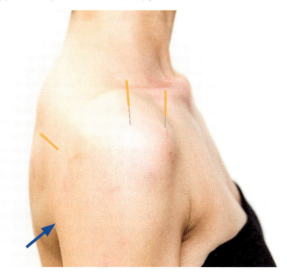

図52

　結節間溝に痛みが出ている場合、痛みのあるところを中点に3点取穴し、米粒大3～5壮を施灸する。痛みを囲むように3点(図53)、もしくは痛みに沿うように3点縦列(図54)に施灸する。

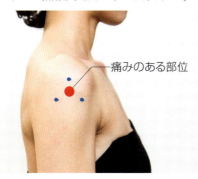

図53

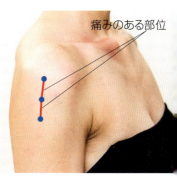

図54

2. 肩の疾患に対する治療

安静時でもうずくような痛みがある場合は、肩髃のあたりから刺鍼する**(図55)**。2寸5分の10番〜15番、もしくは3寸-15番を使用する。

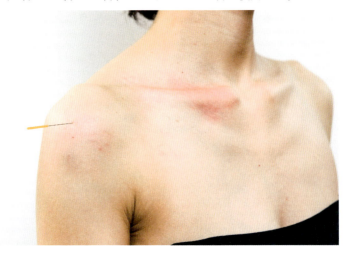

図55

## 【 捨て鍼 】

　治療していて、気になったところは必ず刺す。治療を終えた後、「やはり、あそこに刺しておけばよかったな」と気になるところがあったら、必ずと言っていいほど、そこに刺さなかったがために痛みやつっぱりといった反応が出てしまう。ところが、そこに一本刺せば、そういうことは起こらない。私は気になったところは必ず刺すように心掛けていた。

　こうしたはりを師・関先生は「捨て鍼」と呼んでいた。治療していて「刺し過ぎたかな」と思ったときに捨て鍼を打つ。例えば腰や肩に刺し過ぎた場合、合谷、足三里、承山などに刺しておくと、腰や肩に刺したはりが効果的に作用する。

　また、関先生は捨て鍼のことを「囲碁の布石のようなもの」とも説明されていた。核心にいきなり刺すのではなく、あらかじめ1点、2点に刺して、これから打つはりをより効果的にするために打つ。治療をしていると、ここという一本がある。その一本を効果的に打つためには、「はり100本」すべてが捨て鍼ということもある。

# ③ 手・肘の疾患に対する治療

　私の辺境地への旅に興味を持って何回か同行された著名な画家が、現地でそこに住む人たちの生活をスケッチされていたとき、治療家の私に向かって「手は脳なんですよ」と言われた。臨床を重ねていると、この言葉が実感として迫ってくる。

　一口に、手と言っても一本一本の指、手首などに関節がある。それが常に滑らかな動きであってほしい。自然な手の動きは、健全な身体と思考能力向上を促す。歌舞伎役者は台詞とともに、しなやかな手さばきをし、長寿の人々が多い。頭を使って手仕事に携わる人たちも同じだ。

　握力低下は、腰背部の筋力をも弱める。加齢により、買い物かごなど長く持っていられず、また物もよく落とすようになる。

　手への鍼灸施術は手そのものの痛みや疾患を緩和させるだけでなく、内臓疾患・肩背部や腰部の痛みなどを治癒に導く。手には、身体全体を整えるのに大切なツボがたくさんある。過労、寝不足の編集者に、寸3-3番のはりを合谷に刺したところ、目もくっきりと輝き、シャッキリとした顔立ちになった。

## 手のこわばりや握力低下

### ■ うつ伏せ

　使用するはりは寸6-5番か寸3-3番。

　合谷に置鍼しつつ、それぞれの指の水掻き部分から手首に向かって寸3-3番を置鍼する。さらに、陽池の灸頭鍼（寸6-5番の灸頭鍼用ディスポ鍼）、陽渓あたりに寸6-3番もしくは5番を置鍼する**（図56）**。手のこわばりや握力低下、手関節を痛めている人に効果的だ。

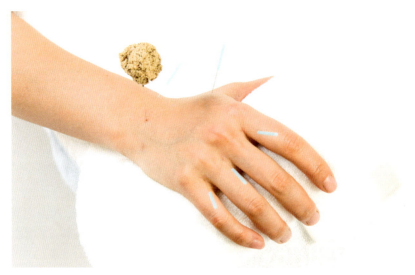

図56

　私の臨床経験上、心臓の異常は左手に出ると思う。だから、患者さんの手がゴワゴワするような違和感が出ていたら要注意。しびれ、冷感などの違和感に加え、「ヌメヌメ」「冷え冷え」「ツルツル」とも言うべき、治療していて理解の及ばない感触も心臓疾患の可能性がある。逆に手首を柔らかくしておけば心臓疾患の予防になるし、手への鍼灸治療で心臓疾患や不整脈を治療することができる。

　薬指・小指間の水掻き部分から手首に向かって寸3-2番を刺入し、置鍼する。さらに合谷と陽谷にも寸3-3番で置鍼を加える（図57）。薬指と小指間の関節は通りづらいが、そこにはりを通すことで動悸などの症状が落ち着く。

　なお、心臓疾患で倒れた人は、右腰の胃倉下にこぶのような硬結がある。この硬結が取れると心臓も楽になるので、覚えておいてほしい。

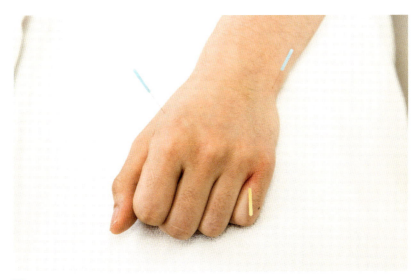

図57

## 指関節の痛み・腫れ・こわばり

　写真家、華道家、美容師など、手をよく使う職業に多くみられるのが、指関節の痛み・腫れ・こわばりだ。こうした症状に対しては、手のこわばりや握力低下への治療にプラスして、4指の第2関節の両脇に寸3-1番または2番を置鍼するとよい (図58)。臨床上、この症状がある人は小指の痛みが最も強い場合が多い。(図58) のように最も痛みの強い部位に対しては、置鍼ではなく灸頭鍼（寸6-5番）に代えている。

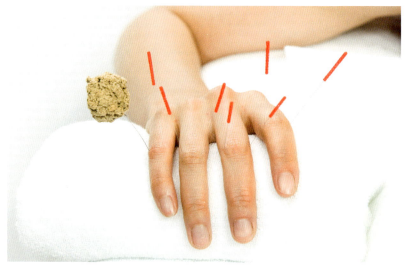

図58

　突き指には、受傷した指の第１関節と第２関節の両端に、半米粒大か糸状灸を５〜７壮を据えると、効果てきめんだ**(図59)**。受傷後すぐに施灸するとよい。早ければ早いほど回復も早い。

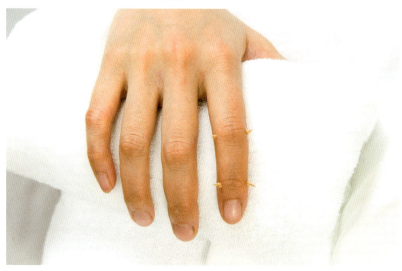

図59

## 腕の腱鞘炎・テニス肘の治療

腕への治療は、腱鞘炎やテニス肘など、手から肘にかけての痛みに対処することができる。陽経側か陰経側、痛みが出ている側に治療を行う。

### ■ うつ伏せ

陽経側に痛みが出ている場合は、肘から指へ、寸6-5番を伸筋群（陽経側）に沿って置鍼していく。さらに、手三里に2寸のはりで2〜3壮灸頭鍼をする。こうした施術でかなり痛みが取れる。合谷に寸3-3番を置鍼しておくと、はりがこなれる（図60）。

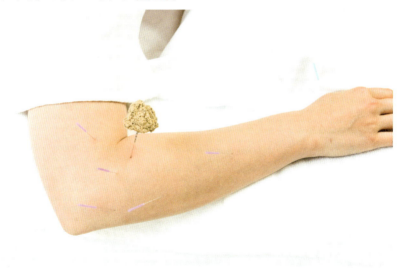

図60

陰経側に痛みが出ている場合は、肘から指先に向かって、屈筋群（陰経側）に沿って寸6-5番を置鍼する。強烈な響きがあるが、曲沢付近に灸頭鍼を据える（図61）。

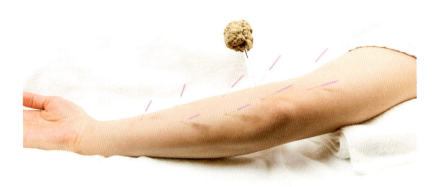

図61

## ▸ 親指の疼痛・バネ指に対する治療

　私があん摩マッサージ指圧をし始めた頃、毎日、何人も治療していた結果、箸を持てないほど手に疲労感、痛みを感じたことがあった。箸を使えず、スプーンで食事をした。力まかせで施術し、筋肉を傷めたのであろう。
　親指のつけ根に自転車のチューブをサポーター代わりに巻き、治療をしたものだ。また、親指のつけ根を噛んで、痛みを緩和させることまでしていた。あまりにひどくなったので、師である関卓郎先生に見せたところ、「手を出しなさい」と言われ、魚際に鍼管を強く当てられ、寸6のはりを速やかにバシッと刺鍼された。なんと、10番のはりであったが痛みを緩和させるという極めて心地よいはりであった。痛みには痛みを。「イタ気持ちいい」鍼灸の始まりだった。
　特にあん摩マッサージ指圧をしすぎて、親指のつけ根に疲労感がある治療家に効果的なので、互療の際には魚際への刺鍼をぜひ組み込むとよい。
　患者さんには、かすみ鍼（症状によっては寸3-1番や2番を使用する）で施術する。はりをきめ細かく、鍼体の半分程度を刺入していく。さらに、

図62内で印をつけた部分にも一本加える。ここへの刺激は経絡を通って親指に作用するのである。この部分を押すと親指が動くので、取穴の目安とする。

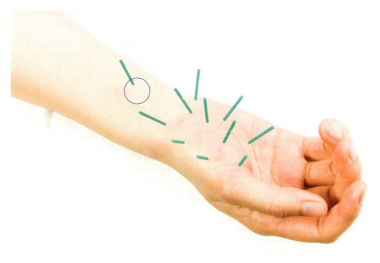

図62

　人差し指のバネ指・パソコンの使い過ぎによる疾患には、労宮付近で痛みのあるところに、寸6-5番で灸頭鍼（図63）か、米粒大もしくは半米粒大の直接灸を5壮据える（図64）。

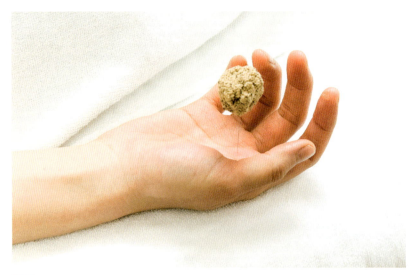

図63

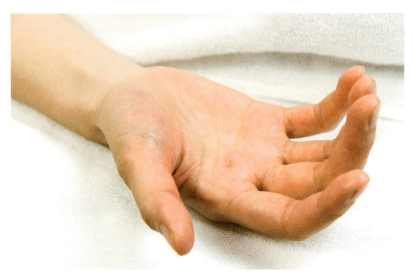

図64

# 4 膝関節周辺の疾患に対する治療

　膝に痛みを抱える人は、増える一方だ。高齢の人のみならず近年では、20代、30代でもその症状を訴える人が多い。原因は、さまざまだ。運動や事故によるもの、仕事の内容によるものも多くあるが、冷えによるものも多い。知らずに慢性的になってしまうものは、季節の変化・天候の度合いによって発症しやすい。また、腰と密接に関係して、腰を悪くして膝を悪くする人、その逆もある。歩き過ぎや過度の運動で膝に痛みが出た場合は、比較的、刺鍼するのみで効果が出ることが多い。湿度が高いとき、冷房で下半身を長時間冷やすことが一番よくない。そのような仕事に携わる人は、それに適した下穿きを必ず身につけることが大切である。

　膝への鍼灸は、即効性がある。30年以上前、アフガニスタンの難民に鍼灸治療をしたことがあった。膝関節痛を訴える人がほとんどであった。膝のはりを試みたところ、こちらが驚くほど効き目があった。先の、東日本大震災のときも、漁師の方々に膝の不調を訴える人が多くいて、かなり成果を上げた。このように膝のはりは国内外を問わず威力を発揮するのである。

　膝関節がどのように痛いか、腫れ・むくみがあるかを把握する。仰向けでは膝を立て、膝下に枕を当てて施術する。うつ伏せでは足首に枕を入れてリラックスさせるとよい。

　膝周りの痛みは、腰が原因となっていることも多い。基本治療で腰をしっかり緩めたうえで、局所の痛みを取り除いていく。また、膝に水が溜まっている人にも同様に治療すると非常に効果がある。

## ■ 仰向け（1回目）

　膝の下の3点（内膝眼・外膝眼・膝蓋骨尖下のくぼみ）から委中に向かって2寸-10番または2寸5分-15番を深く刺す **(図65)**。ときには膝蓋骨底（鶴頂）から上方へ向けて斜刺する。

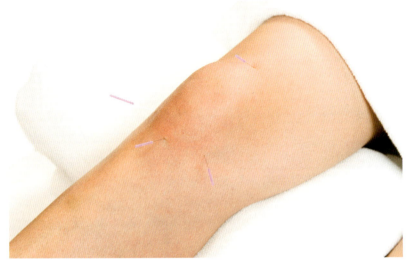

図65

　血海付近の痛みに対しては、内側広筋や縫工筋を削ぐように、かつ血海を囲むように寸6-14番を斜刺し**(図66)**、足三里にも刺鍼する。痛みの度合いによっては刺鍼したところに、寸6か2寸-8番を置鍼する。

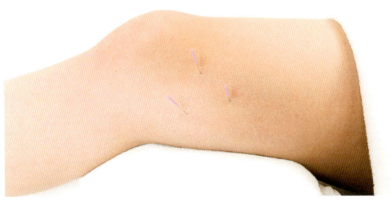

図66

## ■ うつ伏せ

委中付近の痛みに対しては、委中に灸頭鍼と大腿骨内側顆上方に置鍼する (図67)。このあたりの痛みは腰に起因することが多いので、場合によっては下委中や承山、崑崙にも置鍼する。腰が悪い人はふくらはぎが攣るため、足首に枕を当てるとよい。

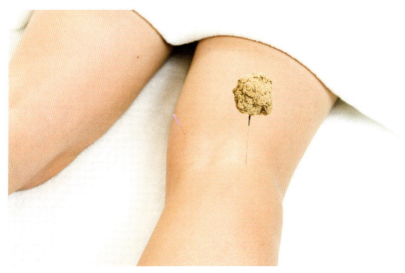

図67

## ■ 仰向け（2回目）

　また、痛みの度合いによって血海付近と膝の下の3点いずれかに灸頭鍼（図68）、または血海を囲むように三角形に5〜7壮の直接灸をする（図69）。

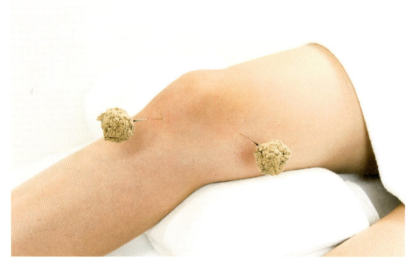

図68

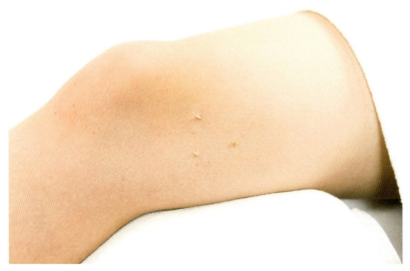

図69

# 5 足の疾患に対する治療

　足の骨折・捻挫・打撲は、受傷直後に鍼灸施術をすると治りが早い。
　よく怪我をする役者が、病院に行く前に必ず鍼灸治療を受けていた。治りが極めて早いと医師も驚いていた。鍼灸は足首の捻挫、膝の打撲、足の指の突き指などに即効性があるのだ。
　足首の複雑骨折などの場合、ギプスで固定する前に鍼灸治療をすると回復が驚くほど早い。リハビリ中も治療を続けていると早く筋肉が馴染んで復活する。
　受傷直後に、患部に灸（最低3カ所）を据えたり、その患部の筋肉を削ぎ落とすように刺鍼する。散鍼でも効果あり。炎症がひどい場合は、その後、冷湿布をしてもよいが、2～3時間してから必ず取り、貼り替える。長時間の湿布は禁物だ。慢性の痛みには、温湿布がよい。カイロも効果的な場合がある。
　単純に足が冷たくて寝られないという人も多いが、下半身の冷え症も鍼灸治療で回復に導くことができる。

## ▶ 足首の捻挫に対する治療

　足関節も手関節同様、常に滑らかに動かないとよくない。動きが悪いことが、腰痛の原因にもなる。
　足首の捻挫や、足首に負担のかかる仕事をしている人は、足関節がこわばったような、詰まったような状態になる。普段歩いているうちに、その負担を常に受けている。だから、足関節が詰まると、さまざまな支障も出る。

■ 仰向け（2回目）

　丘墟から商丘に向けて、2寸5分-10番（2寸-8番でも可）で直刺して関節を通す (図70)。ただし、関節を痛めている人は通りにくい。はりが刺さらない人には、丘墟に指を当てて足首を回し、関節を緩めてから刺入する。

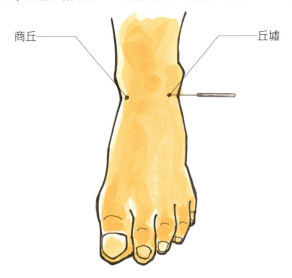

図70

　この「関節通し」は冷え症にも効果的で、脳圧を下げ、頭もクリアになる。運動選手やハイヒールを常用している人は、足首捻挫がクセになっている。また、足首を痛めていると、腰も悪くする。2寸5分のはりを通すことによって、それが解消された人も多い。

　足の関節は通りづらいことも多いが、丘墟から商丘へ向けて寸6を用いても効果がある。

## 踵の痛みに対する治療

　腰の状態が悪いまま仕事や運動をし続けていると、踵に痛みが出る。また、靴が合わなかったり、冷え症であっても踵は痛む。運動については、特にゴルフやテニスなど左か右に偏りがちなフォームを取るものでは、負

担がかかりやすいので腰を柔軟にしておく必要がある。

### ■ うつ伏せ

治療は、踵の赤白肉際からつま先方向へ、2寸-8番を直刺すればよい**(図71)**。さらに、灸頭鍼も効果的で即効性がある**(打ち方は、p.153〜154「冷え症に対する治療」の項目を参照)**。熱を感じない人もいるので、艾は固めに丸めて、大きさも工夫することが大切だ。

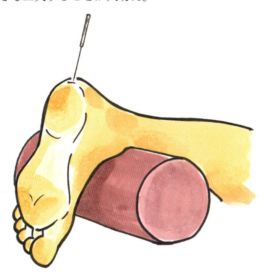

図71

# 痛風に対する治療

### ■ 仰向け(2回目)

痛風は、母指のつけ根に発症しやすい。急性期は患部のなかで最も発赤が濃いところを一点選んで半米粒大を5〜7壮据える**(図72)**。慢性期の場合は、患部を囲むように任意の3点を選んで、糸状灸または半米粒大を5〜7壮据える**(図73)**。灸自体は非常に痛熱いが、驚くほど効き、痛みも早く取れる。

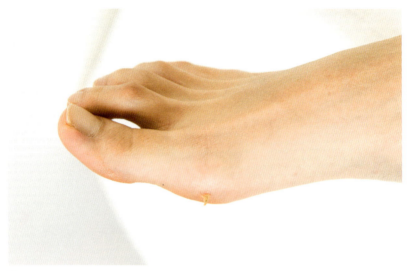

図72

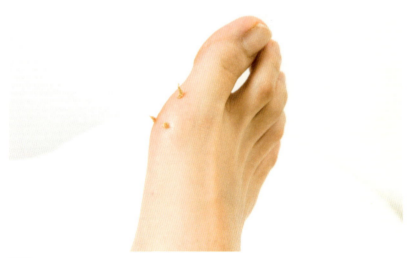

図73

## 冷え症に対する治療

足の冷えは、全身の健康に大きな悪影響を与える。自分の足が冷えている自覚がある人ならまだいいほうで、冷えていることに気づいていない人も少なくない。そんな患者さんであっても、足底鍼と灸頭鍼を使うことでしっかり温まり、これだけで体質がガラッと変わってしまう。

### 仰向けもしくはうつ伏せ

手順はまず、束骨・京骨・金門に、足底の外側から2寸5分を直刺。然谷・公孫・太白に、足底の内側から同じく2寸5分を直刺する（図74）。なお、体位は足首の柔軟性を観て、仰向けかうつ伏せかを判断する。

続いて、湧泉への灸頭鍼を行う。直接灸も効果的だが、灸頭鍼が抜群に効くのでぜひ行いたい施術である。また、湧泉の灸頭鍼は、不妊症にも効果的で、三陰交の灸頭鍼と併用するとなおよい。湧泉への刺鍼は2寸5分のはりに対して、2寸の鍼管を使う。押手を強めにして、手際よく強めの弾入一回でしっかり刺入すること（図75）。足底の灸頭鍼は抜鍼しにくいので、しっかりと押手をつくり、ピンセットも強めに持ってはりを抜く。

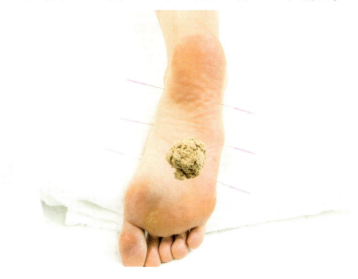

図74

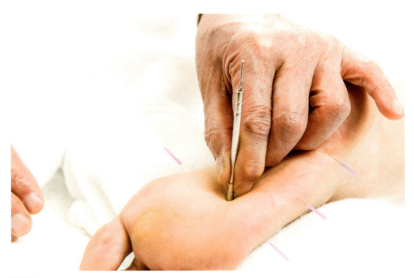

図75

　なお、湧泉の1寸上と2寸上も同様の効果が得られるツボと捉えている**(図76)**。これら合計3点を「湧泉」とする。患者さんによって3点を使い分けている。

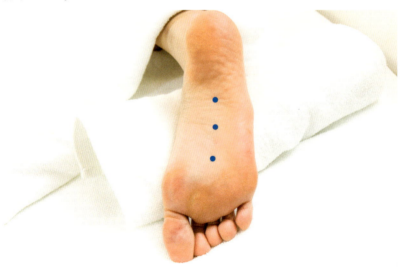

図76

## 【 関節リウマチと強直性脊椎炎 】

　ある関節リウマチの患者さんは、病院に行くたびに強い薬を出されるようになって最終的には抗がん剤を処方されるまでになった。抗がん剤の副作用は過酷で、「これ以上、薬を飲むのなら、リウマチの痛みを我慢したほうがましだ」というほどになり、鍼灸治療に踏み切られた。

　薬の影響で代謝がとても悪くなっており、肌の色が変わるほどくすんでいた。しかし、治療を継続しているうちにリウマチの痛みはやわらぎ、肌の色つや、さらに関節の動きも画期的によくなった。「こんなによくなるのだったら、もっと早く治療を受けていればよかった」と言っていた。

　今では一切、薬を飲んでいない。鍼灸治療一筋である。

　手足の指関節周り、手首に痛みが走る場合が多い。その場合、関節の動きをよくするために置鍼と灸頭鍼を併用する (図A・図B)。用鍼はそのときの症状に応じて、使い分ける。痛みが強い場合は、変形した関節周りの患部に半米粒大もしくは糸状灸5～7壮据える (図C)。患部にはりを刺すのは、硬縮しているので大変である。しかし、回を重ねるごとにはりの通りがよくなる。

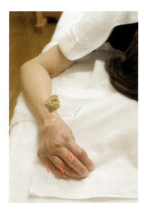

図A

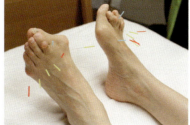

図B

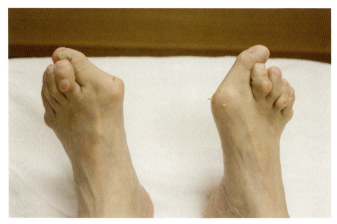

図C

### ●患者さんの声①

　西洋医学の関節リウマチ治療では、メトトレキサートという抗がん剤を免疫抑制剤として投与するのが主流になっています。鍼灸治療を受ける前までは、週一回12時間おきにその薬を飲むという治療をずっと継続していました。しかし、薬の副作用がひどく、リウマチの痛みよりもそちらのほうがつらいというほどでした。そのことを医師に相談すると、さらに倍の量のメトトレキサートを処方されてしまいました。医師によると「薬を使えるギリギリのところまで使っていく」とのこと。そんな状況を見かねた加賀まりこさんに、竹村先生の治療を受けるように勧めていただきました。もう薬の副作用も限界だったので、薬を絶ち、鍼灸治療のみとする決心をしました。

　初めの頃、特に硬縮のひどかった指と指の間にはりを通す治療は痛かったですね。まるで「硬い岩が押し出されてくる」ようでした。でも、毎週治療を重ねるうちにだんだんとはりが通るようになり、全く動かなかった手も少しずつ動くようになっていき、車の運転もできるまでに改善しました。「どうせ病気で運転できなくなるのだから、乗れるうちに贅沢をしよう」と無理をして高級外車を購入したりしましたが、今ではそれを手放して国産車に買い換えました。「身体が変わっていくと、価値観まで変わっていく」。そんなことを実感しました。

　もう絶対によくならないと諦めていたのに、鍼灸によって身体を変えることができる。鍼灸治療は、もっと多くの人にその効果が知られるべきだと思います。

● **患者さんの声②**

　大学3年生の11月頃から次第に体調が悪くなり、強直性脊椎炎という診断を受けました。リウマチに似た自己免疫疾患で、関節などが炎症を起こしてしまう難病です。仙腸関節を中心とした全身の痛みに加えて、治療のために処方される少量の抗がん剤の副作用もありました。

　竹村先生を知ったのは、鍼灸学校の講演でした。お話のなかで、タモリさんや吉行和子さんといった多忙な方々が身体を整えるために鍼灸治療を受けているということを知り、私も受けてみたいと思いました。その後、いろいろなご縁があって、竹村先生に治療していただきました。

　初めて治療院に行った頃は、炎症がひどくて全身が痛み、杖をついて何とか通いました。しかし、一回目の治療からはっきりと効果を実感できました。関節が悪くなっているので、それを補うためにいろいろな筋肉を使ってしまい、それが腰の痛みにつながったりしていました。そんななかで鍼灸を打っていただいて、身体のバランスが変わっていったように思います。回を重ねるうちに血液の数値が安定し、CRP（炎症の度合いを示す数値）も低下し、薬の頻度も減っていきました。また、2週間に一度、決まった時間に治療院に行くということが、生活リズムを立て直すことにもつながり、そういうところも身体にいい影響になったと思います。

　実は障害者手帳5級を持っていますが、今では無事就職も果たし、普通の人と同じように働くこともできています。竹村先生に出会えて本当によかったと思っています。

# 6 頭部・顔面部に対する治療

　顔の鍼灸というと最近流行りの美容鍼に思われがちだが、頭部への鍼灸が大切なことを忘れてはならない。頭と顔の鍼灸はセットであり、精神的不安・ストレスを取り除くのにも大きな働きがある。頭と顔にはさまざまな症状を緩和するツボがたくさん存在する。例えば、百会への直接灸は痔の症状を緩和し、頭維への直接灸は目を良好にし、印堂と迎香への「灸湿布」(p.174「気胸の痛みに対しての緩和治療」参照)は鼻の通りをよくし、上星への直接灸は花粉症・鼻炎を緩和する。頭部を全体的に束ねたはりで叩くと、脱毛防止や育毛にも効果がある。挙げればきりがない。

　余談になるが、私が自動車の大型免許を更新した際、視野狭窄の検査があった。たまたま寝不足が続いていたためかうまくいかず、検査官にがんばってくださいと言われたが、その日は諦めて帰った。灯台下暗しで「角孫に鍼か灸をしては……」と生徒に言われ、鍼灸施術をしたところ、次は一発で合格した。そのぐらい効く。

　また、翌日に和服の撮影を控えた服飾デザイナーにしっかりと鍼灸施術をしたところ、撮影当日にあまりにも綺麗だったので、カメラマンがノーメイクで撮影したという話を聞いた。特にモデル・俳優たちは顔には青タンをつくれないので、頭でツボをとって施術すると、顔にはりを打つのと同じ効果が得られる。明らかに化粧のノリがよくなり、施術前後の顔つきの違いにもびっくりするほどだ。

　不安神経症の女性やパソコンに向き合って目に負担をかけている人のなかには、乱視が多く、頭皮がブヨブヨしている人もいる。そのようにストレスを抱えている人には頭皮を削ぐようにはりを打つと、適度に皮膚が締まり、視界が広がって頭がクリアになり、症状が解消されて気持ちも安定する。

　鎮痛剤も効かなくなった、長年の偏頭痛に悩まされていた音楽家は、2

回の鍼灸治療で緩和された。また、偏頭痛持ちの中学生を施術したところ、回を重ねるごとに改善されていった。何の症状でもそうなのだが、すぐに改善される人もいれば、徐々によくなっていく人もいる。また、妊婦さんや不妊症にも効果的だ。

## ■ 仰向け（2回目）

　頭部は、頭皮と頭蓋骨の間を削ぎ落とすようにはりを打つ**（図77・図78・図79）**。頭部・顔面部は、任脈・督脈から離れれば離れるほど、患者さんがピリピリとした痛みを感じることが多い。ディスポーザブルの鍼管は軽いので、痛みを感じさせないように、鍼管が浮かないよう注意し、押手をこころもち強くする。

　同時に合谷（寸3-3番）・足三里（寸6-5番）への置鍼を併用すること。顔面部は内出血や出血が起こりやすいので、患者さんに事前にしっかりと説明をしておく。

　偏頭痛の場合は、こめかみから頭維にかけてきめ細かく削ぎ落とすか、置鍼する。

　灸を併用すると、偏頭痛への治療効果はさらに向上する。半小豆大の直接灸を3壮か5壮、百会に据える。これに足底鍼を追加すれば、かなり症状が重い場合でも改善する。百会への直接灸でもちろん髪が焼けるが、すぐに生えてくるので心配しないようにと施術前に患者さんに説明しておくこと。

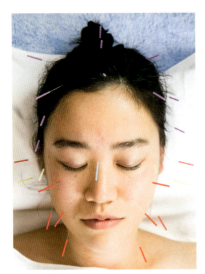

図77

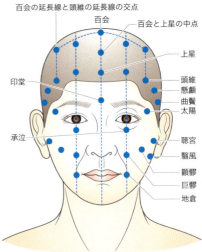

図78

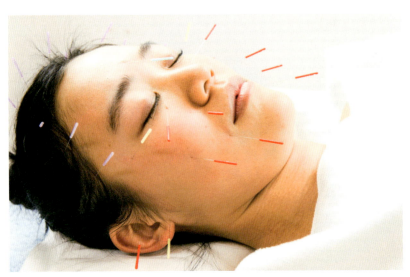

図79

## 【 合谷のさまざまな施法 】

　百会・合谷・足三里は、鍼灸治療において欠かすことができない。とりわけ合谷はすべての経絡につながっている、万能のツボだ。

　合谷を一人の身体と捉えたとき、合谷のなかに「百会」と「中脘」と「足三里」があり、それぞれを患者さんの状態によって使い分ける。例えば、気分のイライラ、眼の不調、花粉症や耳鳴りなどの顔周りの症状には合谷の「百会」に刺す。中脘が硬い人には合谷の「中脘」に刺す。合谷の「足三里」は、足三里と併用すると非常に効果的だ。このように合谷を使い分けることでごく自然に心地よく、気血水の巡りを整え、刺したはりを柔らかくなじませることができる。

　寸3-3番で、①合谷の「百会」には指先に向けて斜刺、②合谷の「中脘」には直刺、③合谷の「足三里」には手首の方向に斜刺**（図参照）**する。

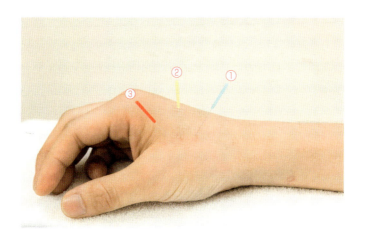

6. 頭部・顔面部に対する治療

# ⑦ 腰痛に対する治療

　「鍼灸治療は腰だ。腰を治さなければ始まらない」と、師は言われていた。私自身も、数えきれないほどの患者さんに鍼灸施術をし、「鍼灸治療の神髄は腰だ」ということに行きついた。

　さまざまな疾患において、その原因がほとんど腰にあると言っても差し支えがない。腰が悪い人はいい仕事ができない。いい発想もやる気も人への気遣いも出てこない。

　内臓の疾患が原因で痛むこともあるが、多くはストレスや過労、仕事による不自然な身体の酷使、冷え、不規則な生活といった無理な生活習慣から来ている。運動不足の人もいれば、反対に身体を使いすぎて腰を痛めるケースもある。改善しようと努力することは必要だが、これだけ社会が複雑になっているとそう簡単にはいかない。原因が複雑になっている分、治療も一筋縄ではいかなくなった。椎間板ヘルニア、脊柱管狭窄症、すべり症もますます入り組んできたが、鍼灸は対応できる最大の治療法だと思う。

　腰の悪い人は多いが、腰の痛みには、自覚症状がある人とない人がいる。自覚症状のない人のほうが厄介だ。腰が痛くなってくると改善の兆し。腰痛にはさまざまな病名がついているが、基本治療をしっかりとやることで、自ずと経絡が見えてくる。施術の方針が立つ。一回分解して組み立てる。腰は身体の中心である。腰を治すと他がよくなる。

　季節ごとに腰の疾患はある。春から夏への腰痛と、秋から冬への腰痛は違う。それによって治療法も微妙に異なる。人間の身体にも浸透圧があり、外部環境と内部環境のバランスによって腰に影響を与える。例えば秋になってからの腰痛は、その症状が仙腸関節付近のみならず胃倉まで広がる。その範囲も坐骨結節にまで症状が出ることなどがある。

## 急性の腰痛・ぎっくり腰

　ぎっくり腰はなった人でないと、そのつらさは分からない。ひどくなると、歩くことも困難、咳をするだけで、口もきけないほどの痛みが身体中に響く。ぎっくり腰の患者さんのなかには、極端に下半身を冷やしたり、過労、立ち仕事、あるいは長時間座りっぱなしの人が多い。玄関に入り、ベッドに横たわるまで20分以上かかった人もいる。本来、基本治療は仰向けから始めるのだが、その体勢も取れず、足を伸ばすこともできない人もいるので、うつ伏せから始める。

### ■ うつ伏せ

　へっぴり腰の患者さんにうつ伏せになってもらうのも容易なことではない。片足を挙げるだけで痛みが走り、顔面蒼白になる人もいる。ゆっくりとベッドに両手をついて、枕を高めにセットする。静かに枕に頭をつけ、片足でもよいからベッドに乗せる。胸枕を入れて、時には腹の下にも枕を入れる。そして、ゆっくりと呼吸してもらい、必要な場合には足首に枕を添える。

　まず、左か右か、あるいは腰全体から足にかけて痛みが走るかを確認する。痛みが走る側の懸鐘の下あたりから光明を通り、陽交と陽陵泉の真ん中あたりを寸6のはりで削ぎ落とすように垂直に刺入する。鍼体の半分から3分の2は刺入し、5〜6カ所刺す。膀胱経の下委中と承山には鍼体の半分、崑崙には鍼体の3分の1刺入する。もう片方の足も同じように刺す。

　環跳、大腸兪、腎兪、三焦兪、胃兪、志室、胃倉に刺鍼。肩貞、天柱または風池に鍼体の3分の2刺入。大腸兪と承山に灸頭鍼を2壮。大腸兪には3寸、承山は2寸5分を使用する。

### ■ 仰向け

　ゆっくりと仰向けになってもらう。足の伸びの状態に注意して、場合によっては膝の裏に枕を入れる。外関、曲池、中脘、天枢、関元に直刺。鍼体の5分の3は刺入。百会に弾入程度。足三里は胆経に向け、削ぐように

鍼体の3分の2刺入。寸6のはりのみで丁寧に刺すことによってかなり楽になる。

痛みが出たばかりの場合は、冷湿布を貼る。2時間ほどで取るようにしてもらい、それから温湿布に切り替えてもらう。半身浴も効果的だ。

## 鼠径部が痛む人に対する治療

「鼠径部に痛みが出てきたら腰痛も本物ですよ」とよく言っている。立ち仕事で下半身を冷やす人、料理人、美容師、看護師、ダンサー……。産後、股関節に痛みが出る人も多い。腰全体を整えないと、鼠径部の痛みは取れない。

### ■ 仰向け（1回目）

鼠径部の中央に寸6で直刺し、その上下にも一本ずつ直刺する。一本ではなく必ず2〜3本打つ**(図80右側)**。

### ■ うつ伏せ

腰の基本治療に加え、腰仙関節周りにきめ細かく寸6で刺鍼し、坐骨結節と承扶の間あたりにも3寸を直刺する。

### ■ 仰向け（2回目）

鼠径部の中央に2寸5分で斜刺、もしくは2寸で直刺または斜刺する**(図80左側)**。

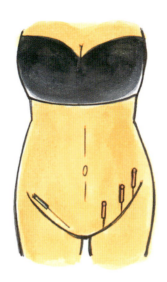

図80

## 腰痛の要因となる冷え症の治療

### 仰向け（1回目）

鼡径部の中央に寸6で直刺し、その上下にも一本ずつ直刺する。一本ではなく必ず2〜3本打つ。

女性には地五会、男性には行間に、それぞれ弾入程度の刺鍼をする。行間は、ややつま先寄りに取る（図81）。

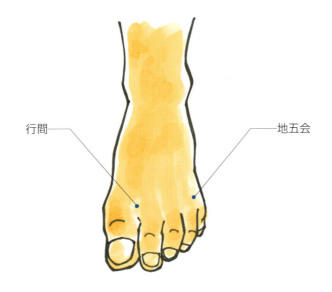

図81

## ■ うつ伏せ

灸頭鍼の際に、環跳・殿中（経外穴）に内下方に向けて2寸-8番で置鍼する**(図82)**。この組み合せは、冷えに効果的だ。

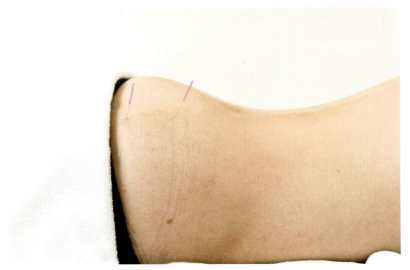

図82

また、関元兪か次髎、および仙骨と尾骨の間、会陽に2寸-8番を置鍼する。殿裂付近への刺鍼は眼圧を下げ、緑内障にも効く。また、気の通りがよくなり、肩の緊張が緩められる。

## 仰向け（2回目）

鼡径部の中点に2寸5分で下方に向けて斜刺する。

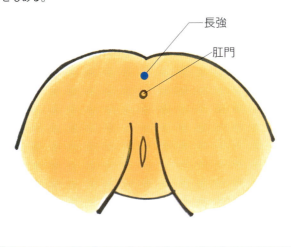

【 痔の治療 】

　肛門を挟むように（一横指分）、3寸のはりを垂直に置鍼する。さらに、百会に小豆大の直接灸を据える。痔の人は腰の環境が悪いので、灸頭鍼で温めてあげることも大切だ。長強には2寸もしくは2寸5分で刺鍼することもある。

# 8 呼吸器系疾患に対する治療

　開業して間もなく、やたらに喘息の患者さんがみえた。小学一年生から、上は50代後半の女性だ。小学生は3人おり、体型は異なるが、食生活にバラつきがあったのを記憶している。いずれも中学生から高校生になるまで治療していた。週一回で、施術時間は15分ほど。必ず大椎付近の直接灸をした。その子たちは、今では社会人となっている。高校生後半以降は、ほとんど症状が出ていない。

　鍼灸は特に、いわゆる小児喘息には効果的だ。発作が出ているときなど、母親はどうしていいか分からないほどつらいらしい。「身代わりになってあげたい……」と。私はアレルギー、アトピー、喘息は、みな因果関係があるように思える。子どもの鍼灸治療に関して大切なことは、子どもに自覚を持たせることだ。学校の帰りでも、休みのときでも、治療院に必ず一人で通わせることが大切だ。傍に母親がいる場合、こちらが子どもに質問していると、みな親が答えてしまう。私は「あなたに聞いているのではありません。この子に聞いているのです」と外に出て行ってもらったこともある。小児喘息の多くは、徐々に回復に向かうが、ある時期のきっかけから画期的によくなることがある。いろいろなケースがある。

　50年間、喘息に悩まされた女性がいた。その状況をお話すると、時間がどれだけかかるか分からない。ともかく吸入器は常に携帯。注射も楽しみだったという。そんな患者さんの喘息が、なんと3回の治療で発作が出なくなった。その後、一度大きな発作が出て、それから30年近く出ていない。面白い話があった。その方は、著名な方であったので、ある喘息の学会に呼ばれ、多くのお医者さんたちの前で講演した。開演10分前に主催者のお偉い方が、その方のところに来て「○○さん、絶対に鍼灸で喘息が治まったと言わないでください」と言ったという。

　鍼灸の喘息治療は効果があるが、治癒に導くまで短期間の人と徐々によ

くなり2年、3年かかる人がいる。共通していえることは、重症な人を治療していると、体表からステロイドの匂いがしてくる。それだけ鍼灸治療は肉体の気・血・水を動かし、代謝をよくし、治癒に導くということだ。

## 喘息・気管支炎の治療

治療は主に、咳、痰、喉の痛みに対処する。治療方針として重要なのは、外肋間筋や僧帽筋など、咳によってこった筋肉を緩めること。これらの筋のコリは呼吸時に胸郭が広がるのを妨げてしまう。喘息を長く患っている人は組織が癒着していたり、横隔膜が固まっている場合もある。まずはコリを取ることで呼吸を確保することが先決なのである。

咳や喋りすぎで、声帯に"打撲"が起きていることもある。

仰向けの場合、顎がしゃくれていたり猪首（いくび）で治療がしにくい人は、枕を首のほうに当て、頭頂部を少し下げるようにして、顎下のスペースを広げる。

### ■ 仰向け（1回目）

膻中、鳩尾への刺鍼のあとに、小胸筋と大胸筋を削ぐように、肋間に沿って数カ所横刺する（用鍼は寸6-10番）。中府、雲門にも2点ほど斜刺する **(図83)**。続いて、水突に直刺する **(図84)**。

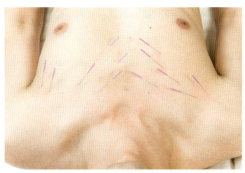

図83

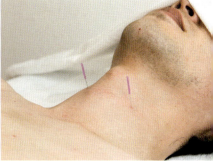

図84

■ **仰向け(2回目)**

喉に痛みがある場合は、喉の脇、陽明胃経のラインに数カ所直刺する。痰の切れがよくなり、胸筋の張りにも効果的である。

最後に季肋部（両期門）に、切皮のみの刺鍼をする**(図85)**。

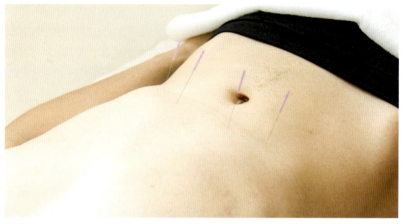

図85

天突に灸頭鍼を施す**(図86)**。鍼は2寸を用い、壮数は2壮とする。合谷には置鍼（寸6-3番）して、ここまで打ってきたはりの効果をこなれさせる。

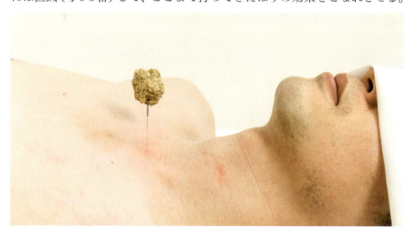

図86

■ うつ伏せ

　肩甲骨の基本治療4点に加え、膀胱経二行線上、肺兪、厥陰兪に下方に向けて斜刺する**（図87）**。第7頸椎～第1胸椎、第1～2胸椎、第2～3胸椎などの各棘間2～3点に、1cmくらい直刺する**（図88）**。

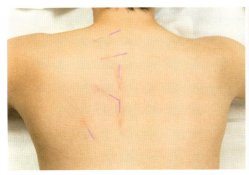
図87

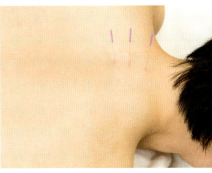
図88

　大椎には2寸を用い、灸頭鍼を2壮据える**（図89）**。

　熱があって咳が出ている場合には、大椎に直接灸（米粒大5壮）を加える。なお、最近の患者さんの傾向としては、大椎よりも第2～3胸椎棘突起間への施灸のほうが効果があるように感じている。これは、食生活や生活様式が変わったことにより、ツボの位置がずれてきているためではないかと推測する。発作がひどいときは、腰の6点の長鍼**（p.122「身体を整えるための基本治療」参照）**は避け、灸頭鍼のみ行う。あえて打つなら左右の腎兪一本（2寸5分）のみ。

　このとき、他のはりの効果をこなれさせるために、合谷に寸3-3番を置鍼する。また、肩関節が固まっていると呼吸を妨げるので、肩貞に寸6-8番を直刺で置鍼することで緩める。

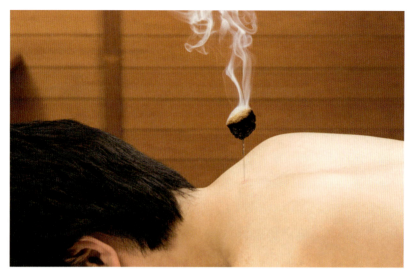

図89

　ここまでの治療をして、次回来院時にまだ治っていない場合は、第1〜2胸椎、第2〜3胸椎、第3〜4胸椎の各棘間の3点、もしくは第2〜3胸椎棘突起間とその両脇各1寸5分の3点に直接灸を5〜7壮加える**(図90)**。

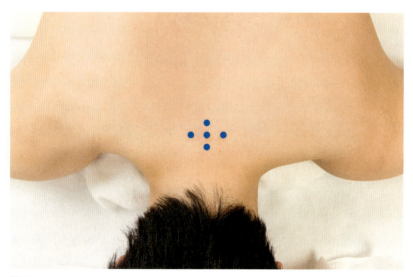

図90

灸頭鍼は、腎兪に取穴する。2〜3壮行い、しっかりと温める**（図91）**。
　これらの施術により、腎を温める。長期間、腰痛（腎兪あたりの鈍痛）を持っていると、季節の変わり目、特に夏から秋にかけて必ずといっていいほど風邪をひく。腎兪を温めるのはとても大事。
　子ども（小児喘息や風邪）や、はりに敏感な大人には、背部、胸元、首元へのかき鍼**（p.206「かき鍼を用いた治療」参照）** と散鍼で発作がおさまる（赤い線が出るくらい強めに擦る）。

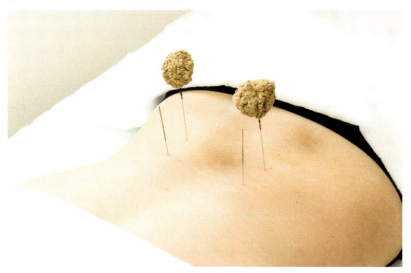

図91

## 肺炎の治療

　肺炎は、脉が速くて強く、患者さんは呼吸がしづらい。最低でも脉拍が毎分120以上ある場合が多い。最近、高熱が出ない肺炎もあるので注意を要する。
　基本治療でしっかり腰に刺し、温めることが肝要。動悸がある（高熱が出て息苦しい）人は、基本治療の後に少沢に5番程度のはりで刺鍼する。出血することが多いが、これだけで呼吸しやすくなる。

# 気胸の痛みに対しての緩和治療

身体各所に痛みが出ているので、まず初めに痛みをとってあげることが大切。また、横隔膜の働きが悪くなっているので、肋間筋を緩めるようにすることも治療の目標である。

## 仰向け（1回目）

季肋部に左右4点ほど弾入程度の刺鍼をして緩める。次に肋間筋の圧痛点を削ぐように、寸6-10番で数カ所斜刺する。

さらに、圧痛点に禄艾で「灸湿布」（複数箇所にランダムで親指先大の知熱灸を置き、時間差をつけながら点火していく）をする（図92）。患者さんに確認して熱感の出たものから取り除き、同じ部位に艾を載せて点火。これを繰り返し5〜7壮据える。艾は図で示した程度の大きさに整える。

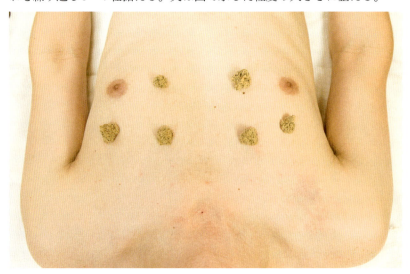

図92

## うつ伏せ

膀胱経1行線に沿って寸6-10番で斜刺もしくは散鍼する。鍼が刺せなければ、膀胱経に沿って「灸湿布」をする（図93）。

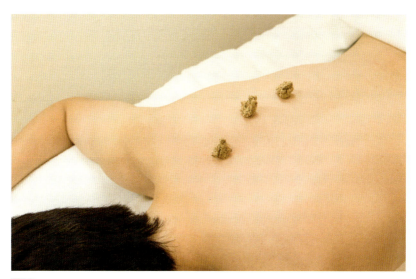
図93

## 【 肋間神経痛に対する治療 】

　身体をひねったり、重い荷物を持ち上げたりといった急激な動作を取ると肋間神経痛になることがある。また、スポーツ選手など筋肉が発達している人は自身の筋肉によって肋間が締めつけられ、ヒビが入ることがある。前胸部の肋骨から背部にかけて痛む場合もある。

　治療はまず肋間を、肋骨に沿って削ぐように、寸6-5番で数点横刺 **(図参照)** し、その後、散鍼でなじませる。さらに仰向けでの基本治療中、合谷と足三里（女性なら三陰交でも可）に置鍼して、はりをなじませるとよい。

　次に季肋部への「灸湿布」を5〜7壮行う。

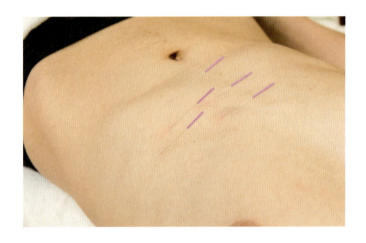

# ⑨ 妊婦さんに対する治療

　逆子治療をはじめ、妊婦さんへの鍼灸治療は極めて大きな効果を発揮する。
　治療していると、興味深いことに遭遇する。お腹が大きくなるにつれ、赤ちゃんがお腹を手で押したり蹴ったりしているのが、明らかに感じ取られる。何を訴えているのか分からないが、施術中にそれが治まる。お母さんのことを気遣っているのか、治療を手伝っているのか、赤ちゃん自体にはりが響いているようだ。心地よさを感じる。ホッとする。いい音楽が胎教になるように、鍼灸治療によってお腹のなかの赤ちゃんもリラックスできるのだ。出産後、ほとんどの母親が赤ちゃんを抱いて治療院を訪れる。「先生、抱っこしてください」と。そのぬくもりは、何とも言えぬ、それこそ至福の一時だ。
　妊娠5～6カ月までは腹（胸）部に枕を入れるなどして、うつ伏せになれる間はうつ伏せで基本治療を行う。月数を重ねるごとに体位を考慮し、妊婦さんの意思と赤ちゃんの発育に応じて横向きで治療するようにする。頭・肩・足の位置には注意が必要で、胸の前、膝下、両足首の下に枕を当てるなどして体位を調節する。また、こまめな体位転換を行って、肉体的にも精神的にもリラックスできるようこころを配る。
　お腹が大きくなるにつれて腰痛、肩こりなど母体への負担も大きくなり、そのつらさは赤ちゃんにもいい影響を与えない。母体の負担を取れば、お腹の中の環境もよくなる。しかし、妊婦さんの肩こりをしっかり取りすぎてしまうと、腰に負担がかかりすぎ、流産につながる恐れがある。少々、腰には痛みがあるほうがよい。
　産前は出産ぎりぎりまで、出産後は一日でも早く治療を受けることをお勧めする。妊娠中の不安、ストレスも解消され、逆子も治り、お医者さんがビックリするほど羊水が綺麗になる。帝王切開せずに済み、安産につながる。産後の治療では画期的に身体が整い、いわゆる産後の肥立ちがよく

なる。また、肩甲間部を緩めることを意識するとよい。肩背部がこると母乳の出が悪くなったり、乳腺炎を起こしてしまうリスクがあるからだ。

　妊婦さんへの治療では、灸がとりわけ重要な役割を担う。妊娠3カ月以降は妊娠月の数だけ、三陰交に直接灸をする。これによっても安産を促し、自然分娩に導くことができる。自宅で施灸できるように、艾とお線香を渡す。妊婦さん本人が施灸してもいいが、ご主人に施灸してもらうとなおよい。施灸は最低でも週に3日は行い、出産直前まで続けてよい。陣痛を緩和してくれる。間隔としては2日施灸して一日休むのが理想的だ。妊娠中毒症、高血圧、つわりがひどい場合は、足三里にも米粒大5壮の施灸を指導する。

　鍼灸治療では、患者さんが今の自分の身体の状態を知ることが大切である。つわり、食欲不振、過食、太りすぎ、睡眠不足、妊娠に対しての不安などにより、妊娠中に鬱っぽくなってしまう人や、妊娠中毒症になる人もいる。鍼灸治療を続けていると、そのような症状が解消され、心身ともに意欲的な生活をすることができる。整った身体から整った身体の赤ちゃんが生まれてくれば、母子ともに健全な毎日を迎えられる。出産後の発育にもよい影響を与えるのではないだろうか。

## ■ 仰向け（1回目）

　仰向け時の基本治療は、通常と同様に行う。妊娠月数に応じて膝下に枕を入れると、妊婦さんに負担をかけずに治療できる。

　胸部（婦人膻中。p.113「身体を整えるための基本治療」参照）と腹部へのはりが重要だ。特に腹部へのはりは、羊水がさらさらになる効果がある。長いはりを腹部に刺入すると「子宮や胎児に刺さってしまうのでは」という不安を感じるかもしれないが、通常、子宮や胎児にはりが届くことはない。具体的には下腹部の中極と帰来に打つ（図94）。お腹の筋肉が動いて、お産の助けになる。

　稀にお腹が張って腰が痛むという妊婦さんがいるが、そういう人には、お腹を削ぎ落とすように腹部の丸みに対して接線方向に、はりを5分の4刺入する（図95）。

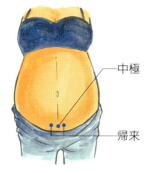

図94

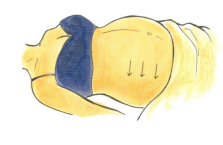

図95

## ■ 横向き

　治療内容は基本治療とほぼ同じだが、体位に留意すること。患者さんは腰を後方に引き、身体を「く」の字にする。体位の調節には枕を増やすなどして、首・肩・腰に負担がかからないように高さを調整し、足の浮き具合に合わせて足首に枕やタオルをかませる。さらに腕には抱き枕を入れ、身体を預けるように、やや前傾の姿勢を取る**(図96)**。途中、体勢に無理がないか聞いて確認しながら治療を進める。

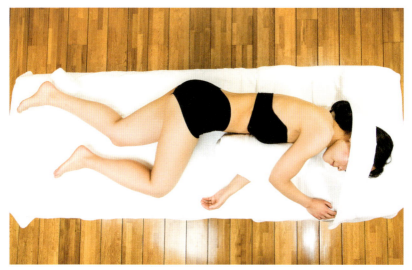

図96

9. 妊婦さんに対する治療

横向きになってもらう際にどちら向きを取るかは、患者さん本人の楽なほうに任せる。左右どちらを上にしても、施術者は患者さんの身体の前面側に立って治療する**(図97)**。

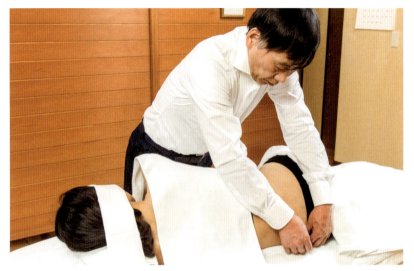

図97

横向きの治療は、左右均等に取穴できない場合がある。例えば、腰と肩の取り出し口。患者さんの体勢に合わせて適当な位置を取ればよい **(図98)**。

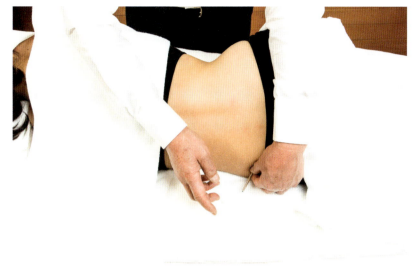

図98

　お腹が大きくなるにつれて腰椎の負担が大きくなる。基本治療の要領で、胃倉あたりから膀胱経に沿って、肩甲間部まで数点斜刺すると、それが軽減される。妊婦さんは、特定のできない身体のつらさを抱えている。その負担の原因は、胃倉にある。そこを施術することによって心身ともに楽になり、安産につながる。肩甲骨内縁4点 **(p.118「身体を整えるための基本治療」参照)** へのはりが打ちづらい場合は、最後にベッドに座ってもらって行う。

通常の基本治療と同様に、肩の2点ないし3点に刺入する。頚肩部では、天柱、肩と首の交点に、寸6-5番もしくは8番を置鍼する。

　妊婦さんの場合、基本治療の腰部6点に代わって、2寸5分で大腸兪に、2寸8番で胃倉付近に置鍼し、腎兪あたりに3寸で灸頭鍼する。刺入角度は、直刺よりやや立てて打つ (図99)。はりの位置や傾きは左右均等でなくてもよい。

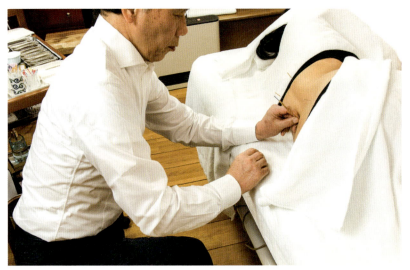

図99

横向きかつ斜刺での灸頭鍼では艾が落ちやすいので、通常よりも艾をしっかり締めてはりに取りつける。なお、施術者が患者さんの身体の前面に立って、覆いかぶさるような体勢で艾をつけたほうがつけやすく確実だ。それでも万が一、艾が落ちてしまっても安全なように、下に懐紙などを忘れず敷いておくこと（図100）。

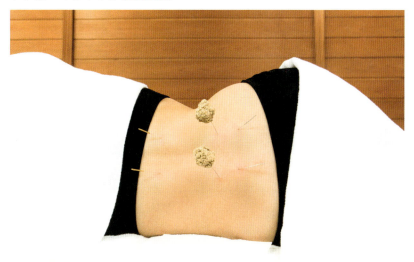

図100

## ■ 仰向け（2回目）

　妊娠月数が経つにつれ、妊婦さんは腰に負担がかかる。鼠径部を緩めることによって、腰とお腹の負担が軽減されて歩行が楽になる。鼠径部の中点に2寸5分-15番で下方に向けて斜刺する。

　次に、三陰交に灸頭鍼2壮を据える（図101）。はりは2寸5分を用いる。つわりがひどい患者さんには、三陰交と足三里へ米粒大の直接灸を各5壮据える。

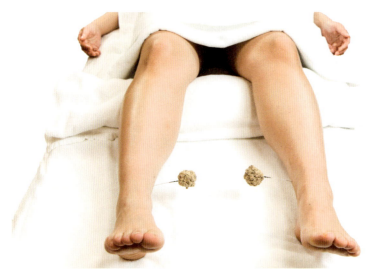

図101

### ■ 妊婦さんへの指導

　先述したように、三陰交への灸頭鍼の代わりに直接灸でも効果は大きい。自宅でも施灸できるように、艾と線香、馬油（もしくはスクワランオイル）をセット（図102）にして、妊婦さんには持ち帰ってもらっている。妊婦さんには艾のひねり方、三陰交の取穴、艾の載せ方（馬油を少しつけて、その上に載せる）などのほか、「妊娠月数だけ三陰交に据える」「施灸しても跡が残らない」「2日据えて一日休む」「もし発赤が出たら休む」などを指導する。

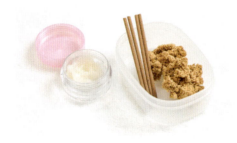

図102

## 仰向け（2回目）

　妊婦さんは不安とストレスが溜まりやすくイライラする。それは非常に身体に負担がかかり、子どもにもよくない。頭と顔にはりを打つと、気持ちが安定して出産への意欲も増す。妊婦さんへの頭と顔のはりは必須だ**(p.158「頭部・顔面部に対する治療」参照)**。

　基本治療の手順通り、続いて腹部に移り、中脘と中極に２寸で直刺する。中極は恥骨部の上あたりを取る。筋肉の盛り上がりには個人差があるので、柔軟に取穴する。合わせて、曲骨にも２寸で刺鍼する。

## ベッドに座ってもらっての治療

　最後に補足として、ベッドに座ってもらい、横向きでは刺鍼できなかった肩の取り出し口（臑兪周辺）など、気になるところがあれば刺鍼する**(図103)**。

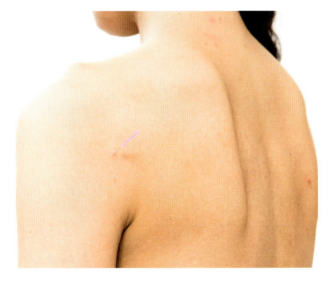

図103

## 【 胃腸の治療 】

昔、彼女のお兄さんと3人でご飯を食べに行くことになった。生ものを食べているうちに、急に気持ちが悪くなり、激しい腹痛に襲われた。食事どころではないので、治療院に戻って関先生に電話したところ「打ち抜きの灸」をせよとのことだった。打ち抜きの灸とは、外関と内関に同時に米粒大5壮を施灸するというもの(図参照)。抜群に効いた。

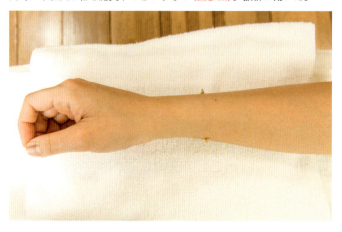

胃腸の治療には、灸が効果的である。腹痛には、中脘・石門に直接灸を米粒大5壮据える。また、下痢に対して、足三里の灸頭鍼も効果的だが、これを直接灸米粒大5壮に替えてもよく効く(米粒大5壮)。灸頭鍼は心地よい温かさなのに対して、直接灸のほうがより刺激が強いので、患者さんの状態でどちらにするかを判断する。

# 10 不妊症に対する治療

　不妊は少子化につながり、極めて深刻な社会問題にもなっている。大昔、月に何度か名古屋の病院に腎不全の鍼灸（はり）治療に行く関先生にご一緒させていただいた。そのとき、結婚して9年も経つのに子どもができなかった看護師さんがいた。関先生は行くたびに時間を見て、治療をされた。彼女は3カ月後、子どもができた。私は驚いたが、師は「きっちりと鍼灸（はり）治療し、身体が整えば当たり前のことだよ」と言われた。私も開業して以来、不妊の患者さんたちを数多くみてきたが、そんなに大問題と思わずに普通に治療している。一個人がすることは微々たることかもしれないが、一年のうちに7人が出産したこともある。44歳で出産した患者さんも4人いる。そのうちの一人、44歳で初産だった方は、双子を産んだ。

　それから「不妊症には鍼灸（はり）治療」と考えてきたが、不妊症を主訴に鍼灸院を訪れる患者さんは、必ず最後の手段として来る。身体が妊娠に対して整っていないにもかかわらず、すでに時間をかけてあらゆる不妊治療を受けている人が多い。言葉は悪いが、ホルモン剤、薬漬けの人たちがほとんどだ。私は、なぜ初めに鍼灸（はり）治療をしてくれないのかと深く考え込んだ。

　以前、子どもがほしいという30代半ばの女性を2人治療していた。子宮内膜症も治まり、無事、妊娠し出産した。その後に聞いた話なのだが、なんとその女性のご主人が、2人とも医師であり、そのうちの一人は産婦人科医であった。夫は、東洋医学にまるきり興味がないと言っていた。2人は夫に内緒で鍼灸施術を受けていた。私は唖然とした。

　自然な妊娠が、一番いいはずだ。一般の不妊治療は多額のお金もかかり、経済的にも患者さんの負担となる。鍼灸施術は、不妊に対しての最善の、自然な施術だと思う。

　不妊は、普通の生活をしていても全く兆しのない人、また妊娠はするが、子どもがお腹の中で育たなくて流産をしてしまうという、2つの傾向に分

かれることが多い。第2子不妊も、最近よく見受けられる。不妊で来る女性たちの頭の中は、「妊娠」と「赤ちゃん」という文字でいっぱいだ。35歳を過ぎるとかなり焦りだすが、その焦りが妊娠の妨げになると私は考えている。もっとおおらかになってもらいたい。妊娠出産するということは、大変な負担がかかる。身体自身の組織も神経質になり、気持ちも揺らぐことが多い。自分の身体を知り、出産後の自分の身体のケアと子育てまでを考えることが大切だ。

　私は、それに対処する方法として鍼灸（はり）が万能の施術だと確信している。不安を取り除きおおらかな気持ちになることが、妊娠、妊娠期間を経て出産につながり、子育ての本格的な生活へと導かれる。夫婦で治療を受けることも、妊娠につなげる大切な要因だ。昨今、男性にも原因がある場合が多い。今の若い女性たちは、下半身の冷え、ストレス、職場のあり方など、不妊になるような身体の環境に身を置いて生活している。毎日の生活を見つめ直すべきだ。ちょっとしたケアでも、身体は変わっていくのだ。鍼灸施術はそれを助ける。

## ■ 仰向け（1回目）

　臍より下、子宮のあたりに寸6-8番で、きめ細かくたくさん打つこと。
　婦人膻中とその両脇の2点の計3点に打つ（両脇の2点は内下方に斜刺）**（図104）**。さらに、鳩尾にも合わせて刺鍼しておくこと。ここは女性ホルモンに関係があり、婦人科系疾患全般で効果を発揮する。同様に、中極をやわらげるには、中極とその両脇1点ずつ計3点を打つ**（図105）**。

　鼠径部の中央に直刺し、その上下にも一本ずつ直刺する**（図106）**。一本ではなく必ず2〜3本は打ち、2経に刺すことで皮膚の縮みが起きるのを防ぐのである。鼠径部への刺鍼は、不妊症の場合、骨盤を緩めて子宮の状態をよくする効果がある。

　続いて、足の冷え対策として地五会あたり、足の薬指と小指の間の水掻きの延長上に、弾入程度刺鍼する**（p.165「腰痛の要因となる冷え症の治療」参照）**。足関節の動きを改善するために、丘墟に直刺する。

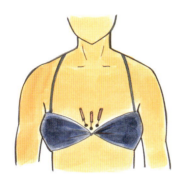

図104

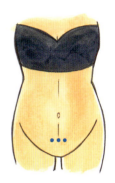

図105

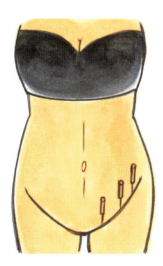

図106

### ■ うつ伏せ

玉枕に、ハの字型になるように斜刺する(図107)。なお、不妊治療の場合は単刺だが、玉枕に置鍼するとメニエール病に効果がある。これは女性ホルモンにも男性ホルモンにも有効で、更年期障害にも効果を上げることができる。50代で閉経しても、鍼灸治療によって生理が再開したという患者さんは少なくない。同時に肌つやもよくなり、鍼灸治療をやっていない同年代の人よりも身体が若くなるのである。

上仙あたり、仙骨稜の正中線上を上方に向かって、3寸もしくは2寸5分で斜刺・置鍼(図108)し、その後、灸頭鍼をする。これは、身体が温まり免疫力が高まるので、婦人科系疾患全般で使える。なお、上仙への刺鍼に金鍼を用いると、効果は絶大である。注意してほしいのは、人によって上仙の位置が違うこと。よく探ることが必要だ。

不妊症治療には、冷え対策も必須だ。冷えが深刻な患者さんには、足底鍼と湧泉の灸頭鍼(p.153「冷え症に対する治療」参照)を行い、足を温める。逆に火照っている人もいるが、これは熱が偏在しているだけなので、身体はかえって冷えている。火照りのある人にも、仰向け(2回目)時に三陰交と足三里に直接灸を据えて冷え対策を取ること。

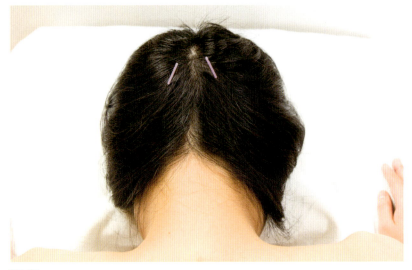

図107

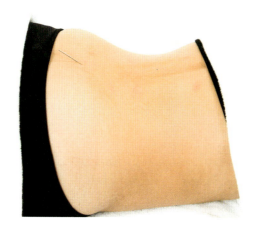

図108

## ■ 仰向け（2回目）

　イライラや精神の不安定をやわらげるには、頭と顔のはりは不可欠である。頭部には、百会、百会と頭維の延長線上との交点で両脇に一点ずつ、頭維、上星の計6点に置鍼する（寸6-5番）。さらに顔には印堂、翳風（各寸3-3番）、太陽（寸3-2番）、迎香（寸3-1番）に置鍼すると効果的だ。この時、効果を定着させるために合谷への置鍼も行う（寸3-3番）。顔の鍼灸で、口が半開きになってきたら気持ちが落ち着いてきている証拠だ。

　骨盤を広げてリンパの流れをよくするために、鼠径部に対して2寸5分で下方に向かって一カ所斜刺する。

　仕上げに、三陰交に直接灸を5壮据えるとさらによい。

10. 不妊症に対する治療　191

# 11 傷跡・手術痕に対する治療

　手術をすると、その傷口を縫合した傷跡が身体に残る。西洋医学の領分は手術をすることまでであり、傷跡に注目することは少ない。だが、術後の健康状態における、手術痕の与える影響は決して小さいものではない。例えば、腹部を切開・縫合したら腰背部が張る。反対に腰を切開すれば、腹部などが引っ張られる。つまり縫合によって引き攣れや歪みが発生するのである。

　傷ができたあとには、鍼灸治療だ。そして、治療は術後早ければ早いほどよい。治療を続けていくうちに傷口の鈍麻した感覚が蘇ってくるが、傷口付近や傷跡にはりを刺すことで組織の新陳代謝がよくなり修復作用が活発化して、傷跡が早く、綺麗に治る。

## ▶ 治療の注意点

　腹部を切ると身体が前に縮んで腰痛を招くので、腰の治療も合わせて行う。

　腰はたくさん刺しがちだが、腰ばかり治療していると胃痙攣を起こすこともまれにある。その場合は、中脘と足三里に刺入しバランスを取ることで痙攣が治まる。お腹は刺して刺し過ぎることはない。

　傷口が新しい場合は、出血したり青あざが残ることがあるので、傷口そのものに直接はりを打つのは避け、傷口の周りから刺鍼していく。傷が綺麗になってきた段階で傷口そのものを治療すること。

　傷跡に対する治療では、初めはりが刺さらなかったり刺さりにくいことがある。しかし、治療を続けていくうちに組織が柔らかくなり、刺入しやすくなるので続けていくことが大切だ。

## 帝王切開・子宮筋腫・卵巣嚢腫の手術痕に対する治療

### 仰向け（1回目）

傷口の脇、傷口に平行した数箇所に刺鍼する（図109・図110）。鍼先が傷口の癒着している層に向かうように、しっかりと刺入する。

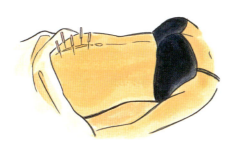
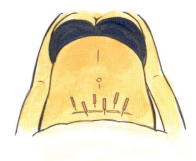

図109　　　　　　　　　　　　　図110

## ヘルペス（帯状疱疹）に対する治療

ヘルペス（帯状疱疹）はストレスや過労により、脇腹、背中、首筋などに必ず左右いずれかの神経叢に沿って出る。ヘルペスになった人は、5年後などにがんに移行する可能性があるという話をある医師から聞いたので、食事や運動、鍼灸治療でストレスを溜めないようにすることも大切だ。また、ヘルペスのできる部位によっては、知覚鈍麻が起こることがある。しかし、治療をしっかり行うことで、感覚を取り戻すことができる。

まだ疱疹が出ていない状態でも、えぐられるような痛みを患者さんが訴える場合はヘルペスであることが多い。疱疹が出る前は、痛みがある部位に寸6の鍼で刺鍼や散鍼すると疱疹が出てくる。疱疹が出てきたら、炎症を起こしている部分の下を寸6のはりで削ぎ落すように横刺し、置鍼するとより効果的だ。

実際の症例の写真だが、約一カ月間、週一回の治療で患部が見違えるほど綺麗になっているのが分かる（図111）。

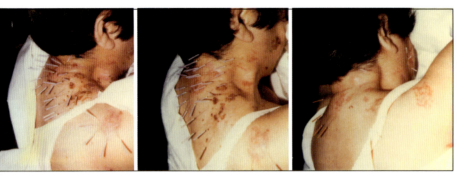

図111

## 脊柱管狭窄症の手術痕に対する治療

### うつ伏せ

傷口に沿って平行に数カ所刺鍼し、置鍼する。さらに、上下両方から「逆ハの字」になるように45度の斜刺(2寸-8番もしくは2寸5分)し**(図112)**、灸頭鍼で温める。

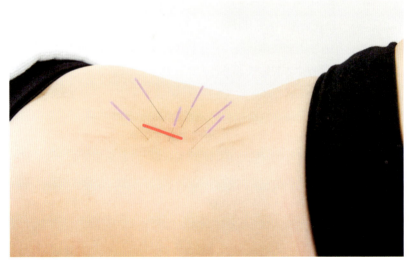

図112　赤線は傷跡を示す

## 椎間板ヘルニアの手術痕に対する治療

### うつ伏せ

　傷口に沿って平行に斜刺。さらに、筋肉が硬くなっている部分にも刺鍼する。これは筋肉を柔らかくするのが目的で、きめ細かく刺していく。椎間板ヘルニアの手術を受けた人の多くが胃倉付近に張りや硬縮などの負担を抱えているので、ここにも2寸-8番を置鍼する**（図113）**。また、下委中にも置鍼しておく。

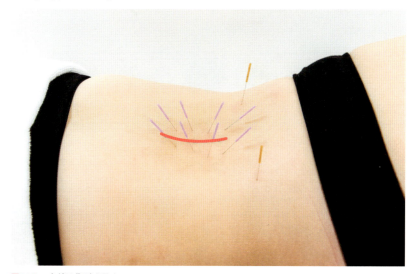

図113　赤線は傷跡を示す

# 大腿骨の手術痕に対する治療

## うつ伏せ

3寸か2寸5分で、基本治療の腰の取り出し口（環跳）に置鍼する。続いて、傷口に平行に、皮下組織の癒着部分を削ぐように数カ所、斜刺を加える（図114）。

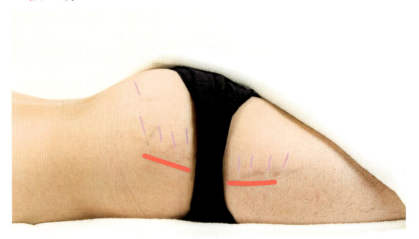

図114　赤線は傷跡を示す

## 美容整形の手術痕に対する治療

### 仰向け（2回目）

　美容整形で顔にメスを入れるなら、鍼灸治療を必ず導入すべきだ。施術部位にこまめに置鍼を施すと、傷跡も残らず、引き攣れを防ぎ、綺麗に仕上がる。リフトアップ手術でメスを入れると頭の皮膚が引き攣れて、偏頭痛を起こす場合が多いので、傷跡をなるべく早くなじませることが大切だ。

　治療は手術痕の下、癒着した組織を切るように、きめ細かく数カ所刺鍼する(図115)。頭や顔に鍼をするときは、合谷への置鍼が必須。これによって傷跡の回復力が向上する。

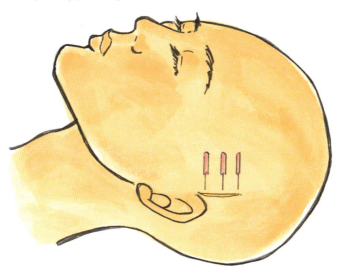

図115

## 抜歯時の治療

### 仰向け（2回目）

　抜歯する側の頭維・翳風・下関・大迎・巨髎にパッチ鍼を貼っておくと、抜歯の際の出血や痛みが少ない(図116)。さらに合谷に雀啄すると、抜歯後の痛みが緩和され、予後も非常によい。

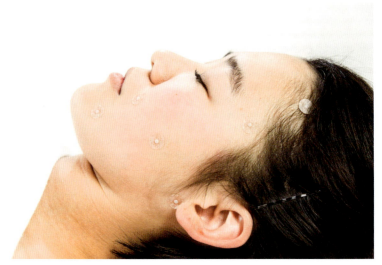

図116

## ▍アキレス腱断裂の手術痕に対する治療

### ■ うつ伏せ

　傷口に沿って平行に数カ所、斜刺する。腰の灸頭鍼時に、傷の両側に数カ所置鍼し、灸頭鍼を据え、承山に寸6-5番を置鍼する**（図117）**。承山への置鍼は、手術痕によって生じる皮膚の引き攣れを防止する効果がある。

　アキレス腱は生活するうえで必ず負担がかかっているので、回復にはかなりの時間が必要となる。アキレス腱断裂の場合は、歩くことへの自信を失いがちで、回復後の最初の一歩が怖い。しかし、この治療によって自信がつくとその不安が拭い去られて、しっかりとした踏み込みができる。

　炎症がある人や手術後に火照りや赤みが出ている人、地面を踏みしめるときに痛みが出るといった人には直接灸が効果的だ。手術痕に平行して数カ所、米粒大5壮を据える**（図118）**。手術痕そのものよりも、膀胱経に効かせるように据えるとよい。

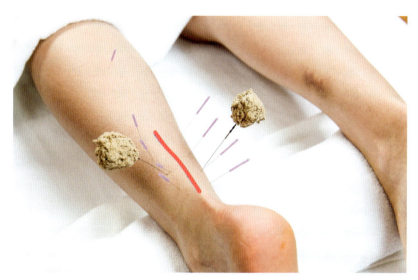

図117　赤線は傷跡を示す

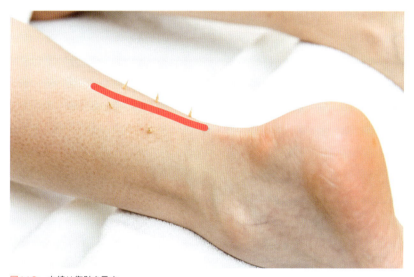

図118　赤線は傷跡を示す

11. 傷跡・手術痕に対する治療

## 半月板損傷の手術痕に対する治療

### 仰向け（2回目）

膝の手術痕が原因で皮膚が引き攣れて、腰痛が起こる。

膝の下の3点（内膝眼・外膝眼・膝蓋骨尖下のくぼみ。(p.145「膝関節周辺の疾患に対する治療」参照)）は必須。さらに、手術痕を削ぐように、刺鍼もしくは置鍼する(図119)。

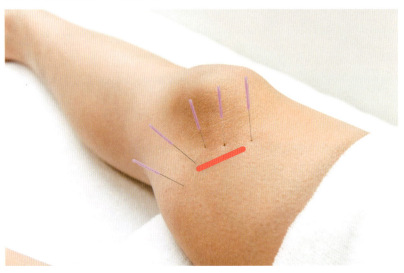

図119　赤線は傷跡を示す

# 12 泌尿器系疾患に対する治療

　腰痛はもちろん、婦人科系疾患全般、男性の前立腺疾患、泌尿器系疾患などにも効果的なのが、腰周り・殿部への治療だ。うつ伏せ、仰向け両方で行い、女性でいうと子宮をサンドイッチするような範囲に集中的に刺鍼する。腰周りや督脉は、身体のなかでも特別な部位だ。たくさんはりを打っても平気な部位で、瞑眩（めんげん）も起こらない。そして、治療によって腰が緩めば、身体全体がとても楽になる。

　特に八髎穴を含めた周辺部位を緩めると、免疫力が高まり子宮の具合もよくなる。八髎穴周辺は骨盤内の血液環境を改善に導く要がある。この部位を治療することで、冷え性を改善し、鬱を引き起こす原因ともなる骨盤の歪みを治すことができる。

　ただし、どんなはりを刺しても響く患者さんというのもいる。そういう患者さんには、ツボの0コンマ数mm外側に外して打つなどして響きすぎないようにする。

## 膀胱炎に対する治療

### ■ うつ伏せ

　膀胱炎には、腰部の特定の部位に5本の深いはりを打つ。これが非常に効果的だ。腰部の特定な部位とは、「正中仙骨稜」（一本）、「仙骨・腸骨稜間」（2本）、「腎兪と気海兪の真ん中」（2本）。「仙骨・腸骨稜間」には2寸-8番ディスポの置鍼。「腎兪と気海兪の真ん中」に、3寸を置鍼。「正中仙骨稜」には、頭部方向へ向かって2寸5分か3寸を斜刺する（これは前立腺にも効果的）。それに加えて「八髎穴」にはきめ細かく刺す。はりだけでなく、「仙骨・腸骨稜間」「正中仙骨稜」、さらに関元兪の3点に、直接灸を据えるのも効果

的だ。

うつ伏せの仕上げには、百会に寸6-8番を置鍼して、はりをこなれさせる。

### ■ 仰向け（2回目）

患者さんには再び仰向けになってもらい、締めに中脘と曲骨に、2寸5分を直刺する。膀胱炎の場合は、中極よりやや下を狙うとよい。さらに、女性には三陰交への直接灸を加えると、なお有効である。

## ▶ 前立腺に対する治療

### ■ うつ伏せ

膀胱兪と正中仙骨稜に、頭部方向に向けて斜刺し、置鍼する（図120）。用鍼は3寸。さらに、小腸兪に灸頭鍼を行う。これらのはりは、前立腺のみならず泌尿器系全般に力を発揮する。

### ■ 仰向け（2回目）

曲骨と陰茎のつけ根に、2寸5分を直刺する（図121）。

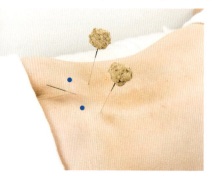

図120

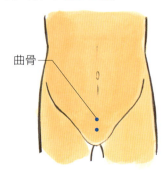

図121

# 13 腎疾患と糖尿病に対する治療

　そもそも私が鍼灸を打てるようになったのは、主に腎患者の人たちと触れ合ったからだ。それは、人工透析の機械をつくっているある企業に依頼され、名古屋にある腎臓専門の病院に赴いたことがきっかけだった。そこには世界的に有名な腎疾患専門の医師がいて、東洋医学に理解があった。当時は一つの保険会社から透析患者を何人か出すと、その会社が潰れるというくらいお金がかかってしまうこともあった。人工透析が必要な患者さんに鍼灸治療をすることで、どれくらい透析をかけないで済むかを確かめたいということだった。

　師である関先生とその権威ある先生が協力して、週2回交代で腎疾患の患者さんに治療することになった。私は関先生に毎回連れて行っていただき、この腎の治療を身につけた。

　実際、腎疾患の患者さんに触れてみると、私には想像もつかないようなことばかりであった。腎臓のみならず腰痛や糖尿病を含め、さまざまな疾患を抱えている人もたくさんいた。人工透析にかかる患者さんのなかには、手首にシャントを埋め込んでいる人がいる。そのとき、その方々の脈も観せてもらったが、機械のすごい振動で脈どころではない。

　私がはりを打てるようになったのは、腎患者さんたちにはりを打たせていただいたおかげだ。自分の鍼灸の原型、基本。腎は一番奥深いから、すべての基礎となっている。

## ▶ 腎不全・ネフローゼ症候群・人工透析患者に対する治療

　腎疾患に対して鍼灸治療はとても効果的だが、特にネフローゼ症候群は驚くほどよくなる。人工透析は一度始めると生涯受け続けなければならないが、基本治療を受けることで身体が劇的に変わり、濾過がスムーズになっ

て尿が出ることさえある。また、透析にかかる身体の負担を取り除くことができ、楽に透析ができるようにもなる。なお、人工透析と鍼灸治療、どちらを先にするほうが効果的かは、その患者さんによる。

人工透析を受けている患者さんは、透析中に血圧が上がり倒れてしまう人もいるが、日ごろの鍼灸治療により、血圧の調整ができる。治療の際は、様子を観ながら丁寧に行う。

### ■ 仰向け（2回目）

中極と、両脇の2点を刺す。両脇2点の刺鍼で、中極の効果をより引き上げ、尿を出やすくする。

## 糖尿病に対する治療

しっかり糖尿病になる前に、検診で境界型糖尿病だと分かる患者さんが多いが、そのときに治療すればかなり回復し、インシュリンを打たなくて済む。食生活と運動に気をつけてもらって鍼灸施術を生活に取り入れるべきだ。重症になると突然失明する恐れもあるが、そうなる前に鍼灸施術で、新陳代謝をよくして身体を整えておくとよい。

重度の糖尿病の麻雀のプロが来た。元気なときの体重は85kgほどあり、常にインシュリンを持っていた。50kg台になってからある人の紹介で治療を受けに来た。急に体重が減ったせいか、上半身はなめし革のように、下半身は象の皮膚のようにたるんで普通のはりでは刺鍼できず、特注の切れるはりを使った。糖尿病からくる極度の不眠症でもあり「5時間でも6時間でもいいからグッスリ眠りたい」と言っていたが、初めて治療を受けた晩に爆睡。それ以来、週一回の治療を重ねるごとに元気になっていった。麻雀の成績もよくなったと聞いた。

### ■ 仰向け（2回目）

へその左斜め下方45度、大巨もしくは水道に2寸5分で直刺する。このツボは糖尿病の特効穴だと師から教わった。2寸5分のはりでも響きはほぼ

起こらない。一点でもよいが、上記のツボを囲むように一横指程度空けたくらいの三角形をつくるように3点打つほうが効果的だ (図122)。また、直接灸の米粒大5〜7壮も効果的だが、人によっては灸痕が治りにくいので、注意を要する。

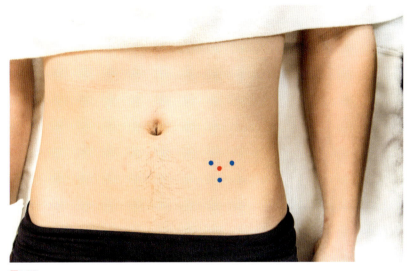

図122

# 14 かき鍼を用いた治療

　小児鍼として、かき鍼を０歳児から小学生の子どもに使用してきた。子どもは組織の代謝が速いため、かき鍼をするとよりいっそう代謝が活発化し、免疫力も高まり回復に導くことができる。

　また、はりを怖がる人、痛いというイメージを強く持った人にも適している。子どもに限らず、感受性が強い人にしっかりとはりを刺してしまうと、回復に時間を要するときがある。敏感な人に対しては、初めに背中にかき鍼を用いると、緊張がほぐれて腰にはりを刺しやすくなる。ふくらはぎも同様だ。熱がある人ははりを痛がるので、はりを打つ本数を半数にして、その代わりにかき鍼をしっかり行うとよいだろう。人によっては、かき鍼の後に腰を温めたほうがよい人がいる。

　眼が疲れ、肩もこった中学受験生に、試験の前日まで何回かに分けて治療したところ、非常に効果があった。親にも喜ばれた。鍼灸施術には刺さないはりもあり、一般に人の理解の及ばないことがあるが、臨床経験から効果的なことは数えきれない。

　大人に対しても、風邪のひき始めやイライラなどを緩和させる。喘息の発作時にも効果的で、定期的に続けると治癒に結びつく。

　師の関先生もよく使われ、しっかりと手ほどきされた。以前、チベットの山岳地帯で生後５カ月の女の赤ちゃんが、おっぱいも飲まず意識もなかった。とっさの判断でその子をかき鍼で施術したところ、ピュッとおしっこを出し、張り裂けんばかりの声で泣き出し、母親のおっぱいに吸いついた。大勢集まっていた地元の村の人々も大いに驚いていたが、そのときは、かき鍼の効力に私自身も驚いた。

　子どもへの治療は、かき鍼の代わりにタオルを固く丸めたもので擦過しても、同様の効果を得られる。ほかにも、亀の子たわしをコンクリートでこすって先を丸くしたもの、ヘチマなどでも代用できる。

## かき鍼のつくり方

　かき鍼は、下記の手順でつくる。机などの平面に置いたときに浮き上がりがないようにする。浮き上がりがあると、持ったときに鍼尖が指に刺さる。これは失敗作だ。

①左手で鍼柄の鍼根部分をつまみ、右手で鍼体の根元を親指と人差し指でつまんで数回上下させ、鍼柄と鍼体を折って切り離す。鍼柄は使わないので捨てる**（図123）**。

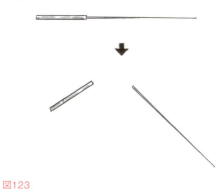

図123

②右手の親指と人差し指で、鍼先を下に向けた鍼体の中央をつまみ、左手で鍼先と鍼の根本をくっつけるように折り曲げてしっかりつかむ**（図124）**。

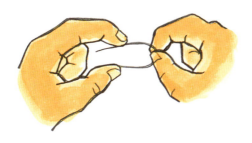

図124

③左手ではりをしっかりつまんだ状態で、右手で輪になった鍼体を2〜3回ひねり、「おたまじゃくし」の形になるようにする**(図125)**。

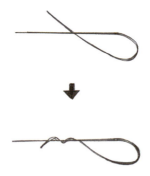

図125

## 🔹 かき鍼を使った治療

■ **うつ伏せ**

　右手の親指と人差し指で、かき鍼の輪の部分が少しだけ出るようにつまみ**(図126)**、肩背部全体をまんべんなく擦過する。

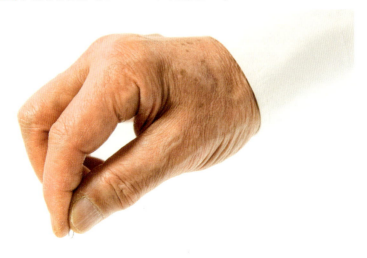

図126

右手で擦過した部分を、すぐに左の手掌で軽擦する**(図127)**。これを交互に繰り返す。擦過には、皮膚に赤い線が出る程度の力加減を維持する**(図128)**。なお、赤い線の消えにくい部位は、気血が滞っている証拠。

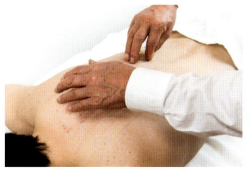

図127

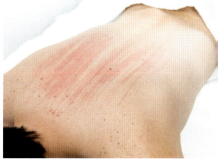

図128

　次に、かき鍼の上下を逆に持ち替え、親指と人差し指で鍼尖部分を1〜2mm出した状態でつまみ**(図129)**、大椎まわりから天柱・風池あたりまでの皮膚をチョンチョンと散鍼する。

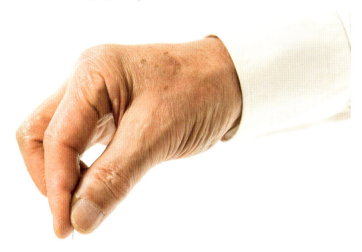

図129

敏感な人にとってはこれだけでも痛いので、鍼尖の出し具合を短くして刺激量を調節すること。なお、明らかに風邪のときは、膈兪・大椎周りを散鍼できめ細かく刺激すると楽になる。また、発熱がある場合には再度、輪の部分で擦過するとよい。

### ■ 仰向け

　女性の患者さんの場合、下着を取ってもらったほうが施術しやすい。
　まず鎖骨から胸元へかけて、うつ伏せと同様の方法でかき鍼の輪の部分で擦過する。特に首元と胸は、気管支炎に効果的である。次に季肋部からへそにかけて擦過する。季肋部が狭い人は、最初に季肋部に沿って横に流し、それから腹部の真ん中を縦に流す。
　鍼尖部分を使って胸元から季肋部、へそにかけて散鍼し、天突・胸鎖乳突筋・印堂・上星・百会あたりも刺激する**（図130）**。加えて、鼻詰まりや花粉症には鼻翼上部への散鍼も行う**（図131）**。腕の内側も、肺経・心包経・心経の順にかき鍼で擦過したのち、散鍼する。

## ▶ かき鍼の注意点

　かき鍼は当然刺入鍼よりも刺激量が少ないが、まれにかき鍼だけでひっくり返ったり具合が悪くなる人がいる。このような患者さんはかなり体調が悪いと言える。
　なお、アトピー性皮膚炎の患者さんにも、かき鍼を使うことができる。ただし、やわらかめの刺激を心掛け、スクワランオイルなどの低刺激のオイルで保湿するよう指導する。蕁麻疹の場合は、肺経・大腸経への散鍼または梅花鍼を主にしたほうがよい。

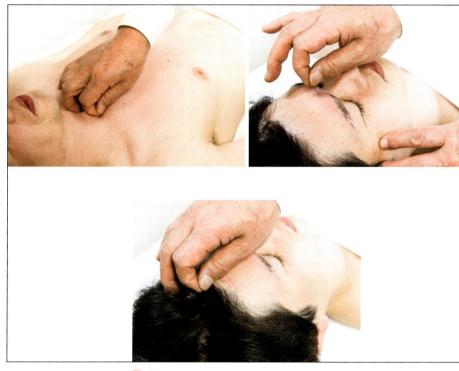

図130

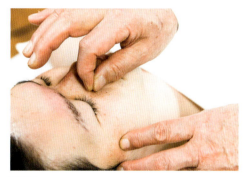

図131

14. かき鍼を用いた治療

## 15 がん・再生不良性貧血に対する治療

　がんに対して私が経験した鍼灸治療は、文字では伝えられることができないかもしれない。思いつくままに羅列してみると……完治する、しないよりも、がんと共存していかに生活しやすく、仕事ができる身体をつくるかだと思う。治療によって免疫力を高め、がんにならない身体をつくるのも鍼灸の務めだ。悪性リンパ腫の患者さんで、完治した人もいる。

　切っても切らなくても、ありとあらゆる治療法があるが、抗がんのための薬物の服用、放射線……なかには、ピンポイントで肝臓の患部に2400℃の針を刺された人もいた。就眠中に突然起こる、えぐられるようなふくらはぎ、足の裏の攣り、ふしぶしの強烈なこわばり、むくみなどの実際の症状を見てきた。また、おしっこが出ないことが一番つらい。中極に2寸5分のはりを刺し、抜いたとたん、ベッドに勢いよくされたこともあった。そのときの患者さんのホッとした顔色を思い出すこともある。

　師である関先生は、「疾病と言うものは、『病気』であるうちは快復可能だが、『病血』イコールがんだ」と言われた。「病気」とは病が「気」に入る段階で、「病血」とは病が血に入る段階。ここまで来ると、予後不良なのである。

　「苦しみ抜いている人を、楽にあちらに送ってあげるのも鍼灸の務めだ」という関先生の言葉を常に私自身の手とこころに収めている。鍼灸治療は基本的に、どんな疾患にも適応する。例えば、がんそのものを根治させることはできなくとも、進行や転移を抑制したり、助かる見込みのない末期がんの患者さんなら少しでも楽に生活し、送ってあげることもできる。悪性リンパ腫などにも鍼灸は効果的で、実際に治療を継続して治った症例も経験した。

　がん患者さんには、仰向け・うつ伏せともに腰周り・腹部をよく温めることが肝要だ。これにより、免疫力が高まり、心身両面によい影響をもた

らしてくれる。特に、腰に金鍼を置鍼（3寸-20番）すると、気持ちいいし、症状を緩和する効果がある。

### ■ 仰向け（1回目）

特に女性の患者さんには、下腹部の血が集まっている部位に寸6できめ細かく刺鍼する。

### ■ うつ伏せ

仙腸関節周りに寸6できめ細かく刺鍼する。

灸頭鍼時、基本治療の置鍼に加え、上仙に3寸、殿裂の両脇に2寸-8番で置鍼する（図132）。なお、女性の患者さんの場合、一般的に上仙の取穴は図よりも下になる傾向がある。

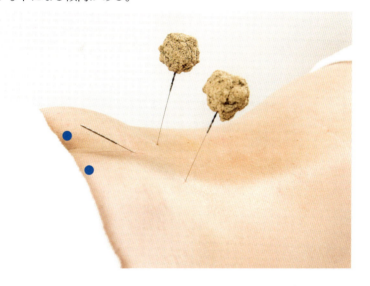

図132

抗がん剤を投与されている人は、しばしばふくらはぎが攣る。仰向けで寝ることができないので、ふくらはぎの筋肉を緩める必要がある。この治療は、下半身のむくみにも効果的だ。

承扶に3寸で直刺する（図133）。よほど硬結がある人は置鍼するが、足

が攣る程度であれば単刺でよい。症状がない側に軽く浅く刺してから、症状がある側に深くしっかりと刺す。

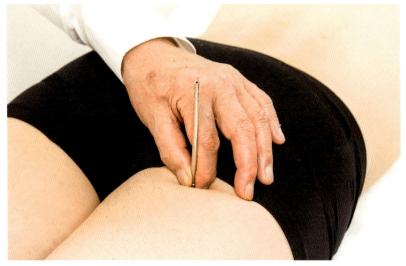

図133

　承山の灸頭鍼時、上下左右を囲むように置鍼する**（図134）**。

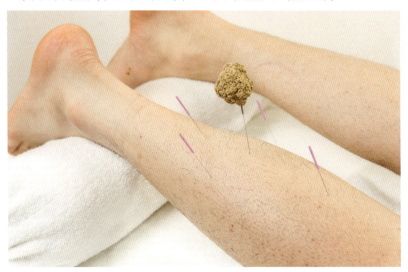

図134

百会と百会の両脇に2寸-8番で置鍼する(図135)。このとき、合谷へも置鍼する。がんを告知され、苦しい治療を受けている患者さんは、神経質になっていることがほとんどだ。これらのはりは、イライラや精神の不安定さを取り除くために打つ。

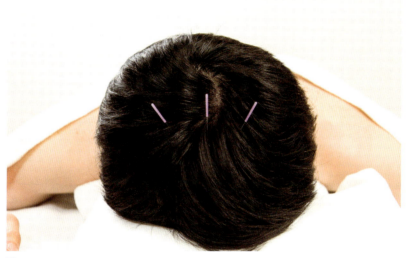

図135

## 【 金鍼 】

　開業したての頃、往診はもちろん施設でも按摩マッサージを深夜までこなしていた。身体が頑健であったせいか、1カ月に500人は揉んでいたと思う。手に目がつくまで揉みに揉んだ。とはいえ、ぎっくり腰もよくやっていた。ある時、ぎっくり首とも言えるひどい首の寝違えを起こし、左右上下に微動だにできないほどであった。学生時代にお世話になった水上信明先生のもとに行ったとき、ロボットのような動きをしている私を見て「竹村どうしたんだ？」と言われ、即ベッドにうつ伏せで寝かせられ、はりを打たれた。水上先生は、人間の身体の筋肉の組織と経絡の関係について分かりやすく指導してくださった方だ。温かい手の感触と、今まで味わったことのないはりの伝わりが心地よく、首の筋肉をやわらげていくのが確認された。6本くらいであったろうか。起きたら激痛がやわらぎ、首をゆっくりと動かせた。先生の手に収まっていたのは、寸6の5、6番の金鍼であった。そのときの金鍼の味を今でも忘れられない。先生の腕もさることながら、金鍼の温かい威力をしっかりと首に残すことができた。

　実際の臨床の場でも、金鍼に何度もハマった。20年以上前になるか。患者さんが舞台で座長を務めた。役者も腰がしっかりしていないと、いい演技をできない。内容によっては、かなり過酷な負担が腰にかかる。また、カツラも長時間つけていると首にも負担がかかり、むち打ち状態になることもある。腰が悪い人にとっては、大変な仕事だ。その役者さんはあまりにも身体全体に疲労がはびこりバランスが悪くなっていたので、金鍼を使い基本治療をした。寸6-10番、2寸-10番、2寸5分-20番を使用した。治療時間もさることながら、私のエネルギーも普通の施術に比べて5倍くらいかかった。治療を終えたあと、その方は「今日の鍼は、なに？」と言われた。その顔つきも清々しく変わっていた。患者さんも施術者の私自身も金鍼の目に見えぬ力をしっかりと、私は手に、患者さんは心身ともに受け取った。

余談になるが、金鍼と言えば思い出すことがある。ある女流作家が、「会陰に金鍼」と、さかんに言っていた。精力絶倫になるという。それを専門にする施術院があるそうだ。相当昔の話だが。実際私も7人の患者さんに施鍼した。ぎっくり腰にも婦人科疾患にも効果がある。治療するにあたっては、ご主人の同席のもとにお話をして行った。

　現在、私が指導している人たちにも金鍼をそろえてもらい、実際の金鍼治療を行っている。また、金鍼を扱いこなせ、人の身体にうまく刺せるようになると、鍼灸の腕と感性が上がるのは確実だ。

　金鍼は結構太いはりでも、患者さんに温かく優しく心地よく感じさせる。灸頭鍼時に、2寸5分または3寸の20〜30番の太鍼を置鍼する。心地よいものだと言われる。打撲のあとにも、その部位に刺鍼すると効果あり。金鍼の2寸-10番か2寸5分-15番を中脘の硬結や、生理痛のひどいときに中極あたりに刺鍼するとよい**(図参照)**。灸頭鍼が終わったあとに、2寸5分または3寸の20〜30番の金鍼を刺すと、全身に刺したはりがこなれる。金鍼を打たれた人は、その心地よさと余韻を身体で味わい、えもいわれぬほころび顔を浮かべる。

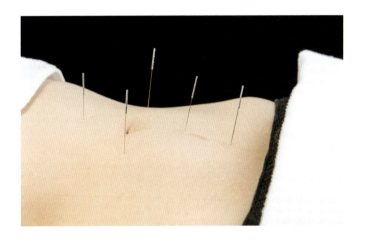

第3部

新・鍼灸(はり)を打つ人、打たれる人

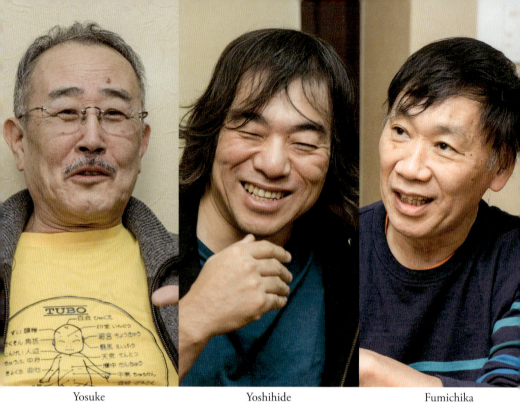

Yosuke Yamashita　　Yoshihide Otomo　　Fumichika Takemura

# 山下洋輔 × 大友良英 × 竹村文近

（2015年12月2日　竹村治療院にて）

## 藁にもすがる思いで鍼灸と出合う

**竹村**　山下さんは来院されて30年以上になりますが、大友さんはいつからでしたか？

**大友**　僕は2009年の終わりかな。2010年に入る直前だったと思います。丸6年ですね。一回目の治療で効果が出たので、驚きました。

**竹村**　初回はとてもびびって来てましたね（笑）。

**大友**　洋輔さんが結構びびらせたんです。洋輔さんに相談した頃は、片頭痛がひど過ぎて、もうこのまま何もできなくなってしまうんじゃないかというぐらい、毎晩のように痛みました。医師が出してくれる鎮痛剤が効かなくなり、片頭痛の特効薬も最初は効いたものの、だんだん効果がなくなってきて……。この先の人生、ずっと頭痛と付き合うのかと思うと、さすがに参ってしまったんです。そのときに友人から、「洋輔さんが鍼灸で身体がよくなった」という話を聞いて、藁にもすがる思いですよね。洋輔さんに相談したんです。

**山下**　直接紹介を頼まれたのは初めてだったんですよ。竹村先生の話をすると、聞いた人はみな「自分もかかりたいな」という顔をします。でも、それをいちいち紹介したら大変だから、普段はスルーするんです。でも、大友さんは「片頭痛を何としても治したいんです」と真正面から言ってきました。「そうか、それなら、よし、よし」となった（笑）。大友さんの音楽は知っているし、またとない人材だと思っていた。

**竹村**　鍼灸を打ってから、またとない人材という意味が分かりました。

**山下**　そうですか！　それで、「僕が紹介すれば多分OKしてくださるはずだから、紹介する。ただし条件がいくつかある」と言いました。まず、絶対に遅刻しないこと。だからといって、10分以上前に行っちゃ駄目。それは前の人の悲鳴が聞こえるから（笑）。だから、5分前到着が理想。それから、先生の言うことは全部聞きなさい。一回だけで治ると思ったら大間違い、きちんと言われた通りに通院すること。つまり、すべて身を委ねるつもりで行くことなどと伝えたのです。

**竹村**　山下さんが、患者さんを紹介するということ自体が稀ですよね。私の患者さんが面白いのは、患者さんが患者さんをあまり紹介しないんですよ。鍼灸の話

になると、知らん振りするという人もいますから。

　でも、山下さんがうちに来て鍼灸治療を受けているということはご自身の本にも書いてくださっているし、だんだん知られるようになりました。鍼灸を広めるために何でもやってくださると言うんですよね。以前『FOCUS』の取材のときも、はりを刺されている写真がいいだろうということで、パンツ一丁になっている姿が記事になっているんですよ（笑）。

**山下**　僕もあっという間に竹村信者になったということです（笑）。

**大友**　洋輔さんは、最初のきっかけは何だったんですか。

**山下**　42歳で肩と腰が壊れたんです。肩が痛くて、車のシートベルトを自分でつけられないほどでした。さらに腰痛で歩くのも大変で、妊婦さんのつける幅の広いベルトをコルセット代わりに巻きつけていた。ピアノに座って弾いている間は何とかなった。

　その頃、面白い人たちのたまり場だった六本木のとあるお店があって、そこのママさんと知り合いの編集者が演奏を聞きに来てくれたんです。そのときに「実は俺、肩と腰が大変なんだ」とこぼした。すると2人が「それなら竹村先生にかかりなさい」って、演奏が終わった後だから深夜になるんだけど、その日に行ける予約を取ってくれたんです。

　竹村先生は対面するなり、「何だ、ちゃんと立っているじゃないか！」と言われた（笑）。「腰の痛みで立てない人が這って来ることもあるんだよ」と続けられた。この一言で救われたようなものですね。

　余談だけど、おかしいから何度も言っているんだけれど、通院途中で美しいバーのマダムと知的な編集者の間に挟まれた男が、「嫌だなあ、痛いでしょう？」とか「痛いのは嫌だ」と言っている。2人が「大丈夫、大丈夫、最初は痛いけど、だんだん気持ちよくなるから」って、そんな話になる。タクシーの運転手さんは何と思っただろうね（笑）。

**大友**　僕も注射なんか大嫌いですし、鍼灸なんか今まで選択肢の中に入ってなかったですね。絶対嫌だと思っていました。でも、僕の場合は竹村先生だけじゃなくて、洋輔さんの重い言葉がありますからね。これで言いつけを守らなかったらジャズ界でもう生きていけない（笑）。だから、すごい覚悟でした。治りたいという気持ちもありましたけれども、はりを刺されることもすごく怖かったから、治療院の前を何度も行ったり来たりして。

## なぜ「はり100本」なのか

**山下** 最初は怖かったけど、先生の治療でみるみるよくなった。不思議だなと思って、何で効くのか先生に質問攻めしたら、先生のご経験を語ってくださったんです。それが、アフガン紛争時代に難民キャンプに行って鍼灸治療をしたときの話です。難民キャンプにある部族の長老がいて、ずっと膝が痛くて治らないと訴えてきたそうです。その人に対して、先生は馬鍼で治療したら、治って膝が動くようになった。それを部族の人々がみんな目撃していて、「彼は魔法使いだから外に出さないように」と監禁状態になって帰してもらえなくなった。毎朝、先生の治療を求める人々が列を成したそうです。先生はどんどん治療をしていって一段落したところで、「このままでは日本に帰れない」ということでJICAの職員と一緒に明け方、ジープに飛び乗って脱走してきたと。最初にこの話を聞いたら、「なるほど、この人はすごい！ また来よう」と絶対思いますよね（笑）。

　今では、最初にマッサージをされて、その段階でもう身体を委ねちゃうんですね。もうどうにでもしてくださいって感じになっちゃって。どこが痛くても、どこが悪いと言っても、先生の治療にはルーティンがあって、まずは右手から。僕は何回目かの治療のときに、一体、何本のはりを打たれているんだろうと数えましたよ。そうしたら約200本！

**大友** 最後まで数えられましたか？　僕はいつも背中あたりで分かんなくなっちゃうんです。頭がぼうっとして分からなくなってしまう（笑）。

**山下** なんで200本なのか、その訳も聞いたんです。そうしたら、肩が痛いからって、そこだけに刺すと気絶してしまう人もいるから、悪いところだけ治療をするのは危ないというんです。

　例えば、いきなり上流のダムを開けると、どおっと水が流れて大災害になってしまう。ダムを下流から一つひとつ丁寧に開けていくように、一カ所が悪いだけでも、全身の気や血をよく流すために必ず全身に、一本一本丁寧にはりを打つのが基本だというふうにうかがいました。血液がそこに達して初めて動く。これは非常に納得をしましたね。今では僕は竹村先生の代弁者だから、いくらでも説明できますよ。

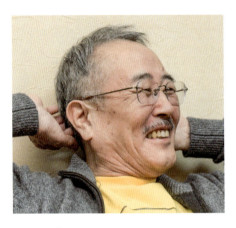

**山下洋輔**

やました・ようすけ　1969年、山下洋輔トリオを結成、フリー・フォームのエネルギッシュな演奏でジャズ界に大きな衝撃を与える。国内外の一流ジャズ・アーティストとはもとより、和太鼓やシンフォニー・オーケストラとの共演など活動の幅を広げる。88年、山下洋輔ニューヨーク・トリオを結成。国内のみならず世界各国で演奏活動を展開する。

**竹村**　山下さんは鍼灸学校の講師になれます（笑）。その説明は、関卓郎先生がよくされていたんです。ダムが決壊しないように、あるいは「はりの打ち方は、碁の布石のように」と。

　山下さんと知り合う前、心臓の悪い人を発作させてしまい、病院に一緒に行ったことがありました。当時はまだマッサージセンターで働いていたのですが、ある日、いつも私を指名してくれる狭心症の患者さんが来たんです。脱水症状で外国から帰って来たばかりだという患者さんが、マッサージで楽になっているのが分かりました。だから、私も得意になって、もっと楽にしてあげようと思って、肩にだけ2、3本はりをぽんぽんと打ったんです。そうしたら、患者さんは「本当に楽になりました！」と大喜びされて……それで、さらに得意げになっちゃったんですよね。

　それから10分ほどしたら、「ここに竹村さんという治療家はいますか」と、センターのフロントに立派な紳士が来たんです。聞けば、「実はうちの女房が先ほどあなたの治療を受けたそうですが、すぐそばの中華料理屋さんで食べている最中、苦しいと言って倒れてしまいました」と。すぐ分かりましたよ、はりによって心臓に負担がかかったんだって。

　すぐに行って観てみると、患者さんの身体が鉄板のように硬くなっていました。救急車を呼んで、一緒に心臓専門の病院に行きました。幸いだったのが、私がご主人にも信頼されていたことです。「竹村さんがいたほうが女房も安心するから」と言って同行させてもらえたんです。そのときの救急車のなかで、「ああ、俺はこ

れでもう一生鍼灸から離れなければならないだろうな」とか、いろいろなことを考えました。

　鍼灸で、こういうことは起こり得る。それ以来、絶対に局所にはりを3本だけとか5本だけということはしないです。だから、「はり100本」なんです。

**山下**　当たり前だけど身体は人によって違うんですね。同じようにやって、この人は大丈夫でも、別の人は具合が悪くなる。

**竹村**　そうなんです。多くの人に共通して効果のある治療として必ず行う基本治療の形がありますが、個々人に合わせて臨床しますから完全にオーダーメイドです。そのうえ、一人の人でも今回と次回の臨床は同じになるとは限りません。一人ひとり異なり、その日その日で変わっ

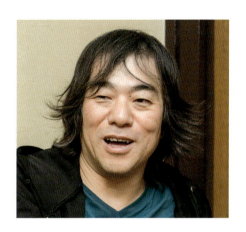

**大友良英**

おおとも・よしひで　1959年生まれ。ターンテーブル奏者／ギタリスト／作曲家として、日本はもとより世界各地でのコンサートやレコーディング等、常にインディペンデントなスタンスで活動し、多くのアーティストとコラボレーションを行っている。また、映画音楽家としても、中国／香港映画を中心に数多くのサウンドトラックを手がけ、ベルリンをはじめとした多くの映画祭で受賞、高い評価を得ている。

ていく身体に対して、一つの仮説を立てて治療をしていくのが鍼灸治療なんです。でも、今では触っているともう手がひとりでに動いてしまいますね。

**山下**　触れられると、昨日何したかまで全部分かっちゃう。

**大友**　怖いですよ。心当たりがあるときは、特に（笑）。

**竹村**　手がひとりでに動くようになったのは、音楽家からスポーツ選手、政治家、医師まで、いろいろな分野で活躍する患者さんの身体を触り、場数をたくさん踏んできたなかで、自分の手に「患者さんの身体を収めてきた」からでした。「あん摩最低10年、触りに触りまくれ」という関先生の教えは、そういうことなんです。

　患者さんの身体をさっと触り、一刺しした後は刺す方針が自ずと分かって、手が自然と経絡に沿っていきます。刺していると、ツボって本当に見えてくるんで

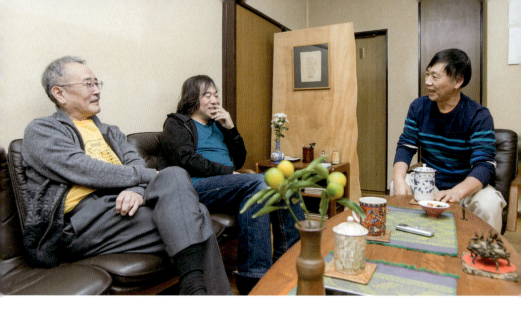

す。関先生は「竹村、ツボって見えてくるんだよね、こうやって」と、指まで指されて「これがツボだよ」と言っていました。そして、そのツボの位置は人によって違うのです。だから、あまり考えない。手にしたがって刺していきます。それで、はりの本数がどんどん増えてしまうのかもしれません。はりは自分が100本だと思っても、山下さんは200本、加賀まりこさんになると270本。

## アーティストに鍼灸を打つということ

**山下**　大友さんの話を最近よくするんですが、大友さんは鍼灸で霧が晴れちゃって、潜在的に持っていた音楽の才能をすべて公にできるような心理になったんじゃないかと分析しているんです。だって、これまでは誰も理解できないようなノイズ・ミュージックをずっとやってきたわけでしょう？　分かってたまるかって気持ちで（笑）。

**大友**　まあ、そうですね……そんなつもりでした（笑）。

**山下**　そんな大友さんが、いきなり「あまちゃん」のテーマ曲をつくって日本中で知らぬ者のいない有名作曲家になった！　でも、あれだって大友ミュージックなんですよ。どこかしらに普通とは違う要素が聞き取れる。

つまり、潜在的にああいう音楽をつくれる才能と力を蓄えていた。それが「あまちゃん」という機会にすっと出たんですね。原作者は友だちでもあったんでしょう？

**大友** はい。そうですね。宮藤官九郎さんって、うちの近所ですし。官九郎さんも僕が音楽をやると決まったときに、途中でいつノイズが出てくるかびくびくしていましたと。（笑）

**竹村** 当時、「あまちゃん」のサントラを治療室でかけていると、テレビなんか見ないという患者さんでも「ああ、これ、大友さんの曲だね」と言ったり、CDをかけていなくても、「竹村さん、『あまちゃん』見てる？ あの曲いいわよね」と。普段そういうことを絶対に言わないような患者さんたちが3、4人も続けざまに言うので、「これは面白い。本物だな」と思ったんです。「大友さんはうちの患者さんですよ」って言ったら、「ええっ！？」なんて驚いて「先生、悪いところでも刺したんじゃない？」と、こう言うわけです（笑）。

**大友** 本当にそうかもしれないですね。ずっとせき止めていたものが流れ出ちゃった。

**山下** それは表現者としては、健全なことなんですよ。ずっと表で表現していたものがある一方、そうでないものが内に溜まっていく。そして、内に溜まっていたものが、ぽんと出る瞬間がある。僕だってフリージャズトリオでむちゃくちゃやっている最中に、一枚だけソロピアノのアルバムを出した。それが『YOSUKE ALONE』。仲間は怒ったけれどもね、森山威男（山下トリオのドラムス）なんか「俺というものがありながら、どうしてソロピアノなんかやるんだ！」って怒ったふりをしてたけど（笑）。

**大友** 名盤ですよね。大好きです。あれを出すときにそんな軋轢があったんですか？

**山下** 森山は大友人だから、もちろんこころを許し合ってのことだけれども、「俺というものがあるのに」って言うのがおかしくて（笑）。素直なんだよね、森山は。

**竹村** ドラマーといえば、フェローンさん（山下洋輔ニューヨークトリオのドラムス）との対談のときだったか、「自分の音楽に対しての生き方が、洋輔を通じてすごくしっかりしたものになった。そして、それを引き出したのは鍼灸だと思う」って言ってくれましたね。どこが悪いとかではなく、ニューヨークトリオとして一年に一回だけ来日するにあたり、「俺はニューヨークで自分の身体をケアしている

ってことを、"ドクターT（竹村）"に見てもらいたいんだ」と。その言葉を聞いて、これだけのアーティストを動かす鍼灸の威力というものを実感しました。それでステージを今年も見たときに、何とも言えない手応えを感じました。さらに筋肉をもっとしっかり使えるようになって柔軟性が出てきたら、また違う音楽を弾いてくれるのではないかと思います。そうなるように治療するのが、自分の課題の一つなんです。

**山下**　それはいいですね！　患者側からすると、定期的に人の前で、それも自分の身体を全部知っている人の前でパンツ一枚になるんだと思うと、ちゃんとした身体を見せたいから普段から気をつけるんです。フェローンもそう。「一年後、ドクターTに会うときにみじめな姿をさらしたくない」というのがあるんです。

**大友**　普通はあり得ないですよね、自分の身体を無防備にさらすというのは。

**山下**　そうそう。そのことがこころの深いところで、「日頃から自分をよくしておこう」という心理を働かせる。「竹村先生を失望させないようにしないと」とよく思いますよ。

**大友**　あります、あります。何か「裸のくせに襟を正す」みたいな（笑）。そもそも運動嫌いだったのもあって、ここに来るまで、自分の身体ってちゃんと見つめたことが全然なかったなと思うんです。だから、鍼灸を受けるまでは、ある意味力任せというか、やれることを力の続く限りやっていたんです。でも、それでは通用しなくなってきた証の一つが片頭痛だったと思うんです。

　それで、鍼灸治療を受けて、初めて身体のことを考えるようになったと思います。黙っていても刺されるから考えざるを得ないですしね。鍼灸を刺される前と後で、身体が全然違うのが自分で分かりますから、そういうのが演奏にも影響するんだっていうのは、よく分かります。

**竹村**　クリエイティブな仕事に携わる人には、年齢による段階があると思うんです。放っておいたら、若い頃といつまでも同じようにはできない。山下さんと30年前に初めてお会いしたとき、演奏を見てぶっ飛びました。それで、「60歳になっても同じ弾き方を続けられる治療をします」と約束したんです。それが気づけば、もう70歳になっているんです。

**山下**　ありがたいことです。ところで、鍼灸を刺されながら、意識がぼうっとなっていくでしょう？　そうすると、頭のなかで自分の音楽のことやいろいろなことを考え始める。例えば、作曲の締め切りに追われている時期に治療をされている

と、治療中に曲のアイデアが出てくることがよくあります。
**竹村**　みんな治療中は何を考えているでしょうね。
**山下**　面白いと思いますよ。ものすごく創造的になる人が多いんじゃないかな。

## 「バンドマスター」竹村文近

——**お二人から見て、竹村先生はどういった存在なのでしょうか。**
**山下**　竹村先生は芸術家なんです。芸術家は絶対的な確信をもって自分を表現しているわけですが、竹村先生から同じものを会ったときから感じていました。音楽の世界で言うと、もうバンマス（バンドマスター）みたいなものですかね。偉大なバンマスのもとで、我々は何の不服もない表現をさせてもらっている。そんな関係だと思います。
**大友**　その例え、すごく分かりやすいです！　要するにバンマスの下で働くということは、そのバンマスの指し示す方向について行ったら面白い音楽になると思っているから一緒にやる。それで、その予感どおり、すごく面白い音楽になった瞬間も知っているからずっと長くやれるんです。
　竹村先生には確かにそういうところがあって、ここに来れば面白いことがあると感じるんです。だから、音楽以外の現場でこんな長期間言うことを聞いている（笑）。
**山下**　そうそう。特に俺たちなんか、普段、人の言うことを聞かない人種ですからね（笑）。
**大友**　結構自由に生きちゃっていますからね。
　何より、先生ご本人に会うのが楽しいですね。落語の寄席を見に行ったようなと言うと語弊があるかもしれませんが、竹村先生が出て来ただけで治ったような気がしてしまうんですね。何かそういう人間力のような力でしょうか。
　例えば治療を受けに行ったものの、何か自信なさそうな人が出て来て、「ちょっと僕も不安だけれどもやってみますか」とか言われたら嫌ですけれど、先生はまったくそういう迷いが全然なくて、いつも毅然としていらっしゃるのがまたすごいなと思います。
——**鍼灸師全般に期待することではいかがでしょうか。**

山下　会った途端に温かく、こちらも温かい気持ちにしてくれて、信用してもらえること。その人に身体を預けるわけだから、信頼できる「味わい」があってほしいです。竹村先生と同じように、深く、強く、自信を持って刺してください。

大友　そうなんです、自信を持つことですね。それは患者から見ていて大きいです。僕や洋輔さんは鍼灸の技術について語れないですけれども、僕たちが鍼灸師に求めるものは「人間」なんです。それは治療のうまさだけではなくて、その人の生き方や考え方であり、患者さんにどう向かってきたかということの総体だと思います。知識や理論をたくさん学ぶということ以上に、現場でどれだけ真摯に患者さんと向き合ってきたかということが、蓄積となって出てくるということなのではないかと思います。音楽にも通じるものがあるかもしれないですね。

山下　まさに、その通りだと思います。

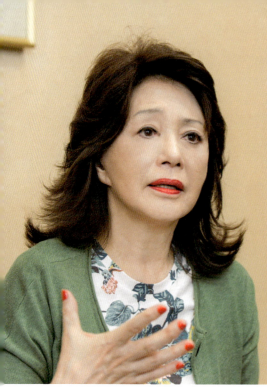
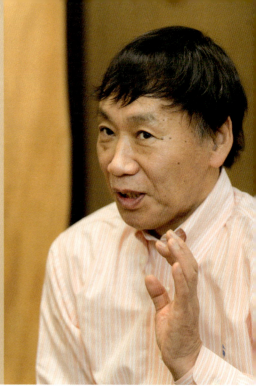

Mariko Kaga

Fumichika Takemura

# 加賀まりこ ✕ 竹村文近

（2016年5月9日　竹村治療院にて）

## 鍼灸(はり)を痛がる人は知性がない

——加賀さんは以前、竹村先生との対談のなかで、「60歳になっても、この腰で仕事できるように、先生に治療をお願いしている」とのことでしたが、その後いかがでしょうか。

**加賀** おかげさまで、60歳を過ぎてからもはつらつと、出ずっぱりの芝居でもこなせていますよ。公演中は一日おきに治療を受けています。どんなに忙しくても、まず治療のためのスケジュールを押さえます。

**竹村** 加賀さんが最初に治療院に来てくださったのは1981年でしたね。以来、私は30年以上にわたって加賀さんに支えられていると思うのです。だから、恩返しのつもりで治療しています。恩返しの交流です。

**加賀** 先生は人助けをする方だから、恩返ししていたらきりがないじゃない。人助けにあと100年は生きていただかないと(笑)。

——30年以上通われているということは、鍼灸に対しての信頼感が強くあるのですね。

**加賀** 信頼というより、単純に、身体が本能的に「鍼灸はいい」と分かっているから通える。治療後、家に帰って寝て、明くる日の朝、体調が昨日までとは全く違います。多くの人はただ「鍼灸は痛い」と思って避けようとするかもしれないけれど、自分の身体に対する感覚が鋭敏なら、身体が変わることのよさを感じられるはずですよ。

　それと、まず治療院の玄関を開けた途端、すーっと吸った空気が美味しいのよ。治療だけじゃなくて、先生がつくっている空間に自分をゆだねるっていう楽しさがある。でも、分からない人のほうが多いでしょうから、説得力がないわね……。

**竹村** そういうふうにおっしゃる患者さんも最近増えてきましたよ。待合室で座って感じる、治療院の空気が楽しみで来るという人もいます。

**加賀** 吸った空気が美味しいと感じさせる気配り、こころ配りがされているこの場所で、先生の顔を見たら、みんな気が楽になるんじゃないですか。

**竹村** 加賀さんがおっしゃった名言があるんです。「鍼灸(はり)を痛がる人は知性がない」。すごい名言だと思います。

加賀　馬鹿なのよ（笑）。知性だけでなく、いろいろな感覚が欠落している。

竹村　それだけ言い切るって、やはりすごいことです。余談だけど、交差点で歩きタバコしている柄の悪い若者がいても、まりこさんは「消しなさい」ってはっきり言っちゃうんですよね。こっちがドキドキしますよ。

加賀　もし子どもが歩いていたら危ないもの。

竹村　誰かが注意すべきことなんだけど、なかなかできることではありませんよ。まりこさんは、そういうすごい話がいっぱいありますよね。

　患者さんに痛くなく刺すことはできます。しかし、患者さんそれぞれに対する鍼灸（はり）がある。刺し方によっては痛みがあるときもあり、痛みにも種類があり、身体がよくなるという考え方のできないのは、確かに知性がないと言えるかもしれません。

加賀　鍼灸（はり）が怖いという人は、先のことなんか分からないのに未来のことに怯える人が多い気がします。そんな人って今いっぱいいるじゃない。私は未来に怯えたことがないの、一回も。「加賀さんは未来のことに怯えないから珍しい」とか言われるから、未来への不安って日本人特有の性質なのかしら。そういうことも関係しているかもしれませんね。

竹村　「石橋を叩いても渡らない」というか、慎重すぎる人が多すぎます。鍼灸師になった者でも、なかなか開業しない奴もいて、破門にしようかと思ったことさえあります。

──加賀さんのお仕事にとって鍼灸はどのようなよさがありますか。

加賀　私たち俳優は、肉体を使う労働者なんです。山のなかでロケーションしていたかと思えば、劇場では激しく動き回ったり、さまざまなシチュエーションで仕事をしています。だから、仕事から来る身体の不調も、一定してここが痛いということがありません。そのときそのときの症状に合わせて治療してもらえるのがいいです。

竹村　昔、舞台から落ちて腰を痛めてしまったことがありましたね。腰の関節がつぶれてしまっていて、それを治療するために新しいはりを何本もつくりました。施術は、まさにオーダーメイドなのです。

　舞台が始まる前に、必ず「まりこさん、今度は和服？　帯は？　カツラは？」といったことを聞きます。以前、カツラの負担で首と腰がひどく駄目になったことがありましたね。まりこさんには、もっともっと舞台に出てもらいたい。その

ための鍼灸治療をしたいです。

　鍼灸によって目覚めた部分なのかなと思うんですが、最近まりこさんはテラミスにも行っているんですよね。

**加賀**　ピラティス(笑)！

　ピラティスを始めてからしばらくして、先生に「まりこさん、最近身体が変わったね」と言われたんです。実はピラティスを始めたと言ったら、「レッスンしているところを見たいくらいだ。インストラクターの教え方がうまいんだろうな」って。私がピラティスを始めたことを言っていなかったので、余計にびっくりしました。

**竹村**　もう35年以上、治療していますからね。

——**ピラティスはいつ頃から始められたんですか。**

**加賀**　2012年からです。新橋演舞場の舞台で、花道を歩くことになったのがきっかけです。花道って私たちが普段出ている芝居にはありません。でも、花道を歩けない役者なんて舞台に出ないほうがいいくらい、とても大事なことです。花道を歩くからには、しゃきっとした身体で歩きたい。そこで、ピラティスで体幹を鍛えようと。それ以来ずっと継続しているんですが、インストラクターの人柄も相まって続けられています。同じように、医師や鍼灸師と患者の関係も相性が大事だと思います。

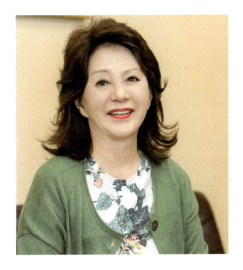

**加賀まりこ**

かが・まりこ　女優。1943年、東京都生まれ。1962年、映画『涙を、獅子のたて髪に』（監督・篠田正浩）でデビュー。「和製ブリジット・バルドー」と評され、また奔放な言動で人気を博する。1965年、劇団四季の舞台『オンディーヌ』に出演。現在に至るまで、映画、テレビでも活躍している。

## タオルは大切な治療道具

**加賀**　先生にお弟子さんがいるでしょう。「この人を採用する」って選ぶときに、「どんなところを見るの？」って聞いたことがあるんです。「タオルの角と角を合わせてきちっとたためないような者は、ひとの身体に鍼灸を刺せない」って。それが、ものすごく腑に落ちたんです。洗濯したタオルって縮んだり、膨らんだりするから、きちっと角と角を合わせてたたむのって、すごく神経が行き届いた行為なのよね。

　だから、一般の方で怖がっている人がいたら、「タオルがきれいにたたまれている治療院なら安心ですよ」っていう意見はどうでしょう。

**竹村**　あるとき生徒の一人が会員制の高級施設に働きに行ったんですが、「先生、その施設のタオルの扱いがひどいんですよ」と。タオルが汚れていなかったら、そのまま使いまわすこともあるんだという。

**加賀**　私は先生の治療院の洗濯したてのふかふかのタオルが当たり前だと思っていたから、使いまわしなんて嫌だわ。私はそこでは治療を受けたくない！

**竹村**　タオルは、はりや艾と同じくらい大切な治療道具です。

　自分にとっては当たり前なんだけれど、新しく来た生徒たちのなかには無頓着な者もいます。靴やスリッパのそろえ方を教えても、気づかない子もいるんですよね。技術的なことよりも、そういった鍼灸治療家としてのマナーと人間性にかかわることが大事なんです。

**加賀**　楽屋なんかでもそうですよ。私が脱いだ靴をきちっとそろえておくのを見ていてくれれば、付いている人たちがそれをちゃんとできるようになるのと一緒ね。どなたかが楽屋にふいに入っていらっしゃるかもしれないと考えると、みっともないことしておくのは嫌でしょう。

**竹村**　「まりこさん、怖いですね」ということが一つあるんです。生徒が新しく入るでしょう。そうするとまりこさんが稀に「あの子、駄目ね」って言うんです。そういう生徒は本当に駄目なんですよ！　それが何人かいました。あと、きちんとあいさつができない生徒がいると、「あの子目つきが悪いわね」っておっしゃるんです。

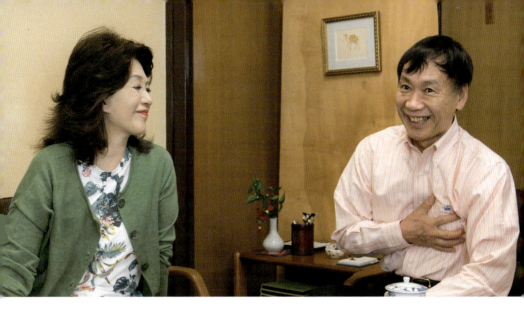

加賀　そんなことないわよ（笑）。でも、「あいさつの温度」がその都度変わる子はやっぱり駄目ね。「温度」が変わるっていうのは、結局その子の都合なのよ。それを私に押し付けられても困る。だから、「温度」を自分でコントロールできない人、いつも同じように「こんにちは」と言えない人はちょっと心配。どの患者さんも、そういうのをさりげなく見ていると思いますよ。

竹村　「まりこさんはどうして直感的に、的確に人を見ることができるんだろう」って、ずいぶん勉強させてもらいました。「あいさつの温度」ってとてもすばらしい。

加賀　それはね、私たちは何十人、場合によっては100人近い大所帯のなかで常に仕事をしているから、「温度」の悪い人が一人でもいるとすごく気になるのよ。いつでも同じ「温度」ではいられなくても、そうできるよう努力する子もいれば、ずるい子もいる。常に何十人と会うから、そのなかで人を見る目は養われるよね。

竹村　こすからい子が一番苦手です。言い訳しても、嘘ついているなってすぐ分かります。もう一つ、ケチなのは駄目です。生徒から「〇〇先輩にごちそうになりました」という話が出ることがあります。大袈裟な言い方ですけれども、そこでその子の性格とか人格が出てしまうと思うんです。高いとか安いとかの問題ではなく、その子の後輩に対しての思いやりだと思います。うちでは、先輩が後輩を育てるということも常にしていますから。

それは患者さんに対しても同じで、鍼灸師として一生続くことだから、治療家であるならば、性格から直さなきゃ駄目。「相手が何を欲しているか」ということを察しなければいけない。

## いつも同じ「ありがとう」を

**竹村**　患者さんの鶴瓶さんは、タモリさんの紹介でみえています。まりこさんとは昔からとても仲がよかったんですね。「まりこはん来てまっかー？」とときどき言われています。
　その鶴瓶さんが「何で先生が本に取りかかると地震が起きるのかな」と言っていて、気になっていたんです。毎月のように治療に行っていた東日本大震災のときも鍼灸の本をやっていた。この本の話があったとき、よく行くネパールでも起こり、心配で焼石に水かもしれませんが、お坊さんたちの治療に行ってきました。また来月行ってきます。そして、偶然にも熊本じゃないですか。鶴瓶さんが熊本に行くと聞き、パッチ鍼をたくさん預けたところ、被災地の方々に配って喜ばれたよという電話をいただきました。
　亡くなる人さえいるというエコノミークラス症候群は、鍼灸（はり）の適応症なのです。身体を伸ばしてあげて、坐骨結節や志室、環跳に刺してあげれば、気血水の滞りもなくなり、それぞれの組織の働きが活発になり、ストレスもかなり軽減され、効果は絶大のはずなのに。
**加賀**　私が劇場に出ていると、必ず、差し入れに大量にパッチ鍼をくださるの。私たちの劇場関係の仕事している人は、本当にそれが効くって知っているから、「あら、私の分は？」ってくらいに、5分も経たないうちになくなっちゃう。喜ばれますよ。何よりの差し入れ。

――最後に鍼灸師に向けてメッセージをお願いします。

**加賀**　鍼灸師だからというよりも、ひとつの仕事をこころざす人は「温度」というか「空気感」を一定にすることが大事だと思います。いつも違うと、相手は不安になります。特に人を助ける仕事という意味では、相手を安心させることになるのではないでしょうか。竹村先生もずっとパーフェクトだったわけじゃなくて、若いときは、「今日は何を怒ってるんだろう？」とか、「今日は機嫌いいな」といっ

た波があったけれど、今は完璧に一定していますよね。
　私も仕事場に行ったときに心掛けているし、コンビニに買い物に行こうが、お茶を飲んでいようが、人に接しているときの「温度」は変えないようにしています。いつも同じ「ありがとう」を言えることって大事だなと思います。なかなか年を取らないと分からないことかな、難しいことかもしれないと思うんだけれど。
　だから、私が怖がられる意味が分からないのよ、こんなに優しいのに（笑）。

## おわりに

　「先生こんにちは」と、街中で、いきなり挨拶された。中学生のとき交通事故で脳挫傷を受け、私の治療院に毎土曜、新潟から通院していた子だ。
　「僕、背もっと伸びますか？」と、あどけなく質問していた子が、大学院も卒業した今では180㎝を超え、立派な体格で健やかな好青年に育っていた。「全て鍼灸のおかげです」と、自然に出た歯切れのよい言葉を私は嬉しく噛みしめた。
　5月9日は、師の命日。毎年、生徒とともに墓参りをする。現在の報告だ。先人がいなければ、私もいない。自分もやがて未来の先人になってしまうのだ、と気が付いたのは最近だ。世の中には残せるものと残せないものがある。記憶、技術、品物……それがなんなのかはっきりはわからないが、人の生活は、どんどん進化する。病の素も、恐ろしいほど進化する。鍼灸もそれを超える進化をしないとダメだ。鍼灸師の心も技術も進化しなければならないということだ。真にこの本を基に稽古し、進化してもらいたい。鍼灸を志す方々に、この本の一文一行でも役に立つことを信じております。
　東日本大震災で育てられた奴が何人もいる。毎月のように、避難所・仮設住宅に治療に出向いた連中だ。心身ともにこわばっている被災地の方に、鍼灸による脳内緩和ケアも施したのだ。言葉で表すことのできないほど、貴重でかけがえのないものを学んだ。彼らはそこで、自分の鍼灸を育ててもらったのだ。「東北に一生足を向けて寝られんぞ」と、何度も叱咤した。その連中が、しゃかりきに「はり100本　臨床編」を手伝ってくれた。
　この本に取り組むことにあたって、私の鍼灸に、数えきれないほど

の方々が、架け橋をかけてくださった。感謝の思いでいっぱいです。
　私が思い描いていた帯をしっかりとこの本に締めてくださった巨匠・長友啓典氏に、これからも心を込めて鍼灸を打ち続けます。はりの刺激を和らげる、ほのぼのしたイラストを描いてくれた、鍼灸の弟子でもある小林純子氏に、お礼を。
　刊行の日が、だいぶ遅れてしまった。若い担当編集者は、上からの圧迫と私からの過酷な要望との狭間に揺れ動くどころか、固まっていた時間のほうが、はるかに多かったはずだ。そんな中、赤ちゃんの誕生で、その笑顔にさぞ救われたことであろう。新旧2人の編集長に私のもとに連行され、やっとやっと形になったこの本。坂川慎二氏、山口智史氏、めげない岩花京太朗氏、鍼灸を鮮明に写し出してくださった写真家の田尻光久氏、本当にありがとうございました。
　6月17日は、関先生の生まれた日だ。ほんの一部分かもしれないが、やっと師に捧げられ、添削してもらえる「もの」ができたような気がする。これが、完成だとは思っていない。ほんの初めの一歩にすぎない。鍼灸に終わりなし。
　「先生の孫がやっとできました」「少々、出来が悪い子かもしれませんが」と、この本を持って報告に行くつもりだ。
　私はこれから「鍼灸の証明」をすべく、トランクケースにめいっぱい、はりと艾を詰め込み、ひとりでも多くの人に施術するためにネパール大地震の被災地、ヒマラヤに出るところです。

二〇一六年五月二十一日

## 竹村文近氏の元で学んだ鍼灸師の治療院

鍼灸かぐら(東京都杉並区)
TEL:03-3313-5989

鍼灸うちだ治療院(東京都新宿区)
TEL:03-6671-1861

鍼灸大津治療院(愛知県名古屋市)
TEL:052-782-1123

鍼灸ひがし(東京都世田谷区)
TEL:03-6804-4318

鍼灸ひがし分院(宮崎県えびの市)
TEL:080-8817-8674

鍼灸あさの葉治療院(東京都台東区)
TEL:03-5834-7809

鍼灸河野治療院(神奈川県横浜市)
TEL:045-641-6383

鍼灸栗原治療院(千葉県野田市)
TEL:04-7199-2639

鍼灸横山治療院(東京都府中市)
TEL:042-334-2663

## 編 集 協 力

● 竹村治療院
　久保フェリペディアス
　石上絵里奈
　虫明花野子
　首藤由紀

● 第2部モデル
　大津利夫
　小西恵美子
　内田大司
　須永芙実
　三橋佑美

## 著者紹介

### 竹村文近（たけむら・ふみちか）

1948年、東京都生まれ。東洋鍼灸専門学校卒業後、1979年、鍼灸院を開業。鍼灸師・関卓郎氏に師事し、「指一本でも楽になってもらうために全力を尽くせ」という教えを実践。同じ志を持つ後進の育成にも力を注ぐ。南米アンデスやヒマラヤの高地など辺境地を歩き、その地の先住民や僧侶たちや、また、東日本大震災やネパール大地震の被災地で積極的に鍼灸施術を行っている。さまざまなジャンルの仕事に従事する人たちがよりよく働ける身体を整えるため、一回30分で100本以上のはりを打つ。鍼灸の普及のため、テレビ朝日「徹子の部屋」、NHKラジオ深夜便「健康百話」、タモリ氏の番組に何度か出演し、鍼灸施術を実演する。著書に『はり100本』（新潮新書）、『はりは女性の味方です』（平凡社）、『腰鍼─心身の痛みを絶つ』（角川oneテーマ21）、『響きあう鍼灸』（毎日新聞社）、『打てば響く 音の力、鍼の力』（大友良英氏との共著、NHK出版）、『鍼を打つ人』（集英社）。また、ドクターのための雑誌『D to D club』（総合メディカル）に「新・元気の発見」、音楽雑誌『音楽人』（ヤマハ）に「カラダに効く音楽」を連載中。

```
カバーデザイン　長友啓典（K2）
本文デザイン　　田中俊輔（PAGES）
写真撮影　　　　田尻光久
イラスト　　　　小林純子
```

## 鍼灸　本当に学ぶと云うこと

```
2016年6月17日　初版発行
2020年6月15日　初版第3刷発行
著　者　竹村文近
発行者　戸部慎一郎
発行所　株式会社 医道の日本社
　　　　〒237-0068　神奈川県横須賀市追浜本町1-105
　　　　電話(046)865-2161
　　　　FAX(046)865-2707
```

2016©Fumichika Takemura
印刷　ベクトル印刷株式会社
ISBN978-4-7529-1150-0

本書の内容、イラスト、写真の無断使用、複製（コピー、スキャン、デジタル化）、転載を禁じます。